"十四五"国家重点出版物出版规划项目

国医大师李今庸医学全集

中医学概论

李今庸　主编

李琳　整理

学苑出版社

图书在版编目（CIP）数据

中医学概论/李今庸主编；李琳整理. —北京：
学苑出版社，2023.7
ISBN 978 – 7 – 5077 – 6688 – 2

Ⅰ.①中… Ⅱ.①李… ②李… Ⅲ.①中医学 – 概论
Ⅳ.①R2

中国国家版本馆 CIP 数据核字（2023）第 104683 号

责任编辑：黄小龙
出版发行：学苑出版社
社　　址：北京市丰台区南方庄 2 号院 1 号楼
邮政编码：100079
网　　址：www.book001.com
电子邮箱：xueyuanpress@163.com
联系电话：010 – 67601101（营销部）、010 – 67603091（总编室）
印 刷 厂：北京兰星球彩色印刷有限公司
开本尺寸：710 mm × 1000 mm　1/16
印　　张：10.25
字　　数：153 千字
版　　次：2023 年 7 月第 1 版
印　　次：2023 年 7 月第 1 次印刷
定　　价：78.00 元

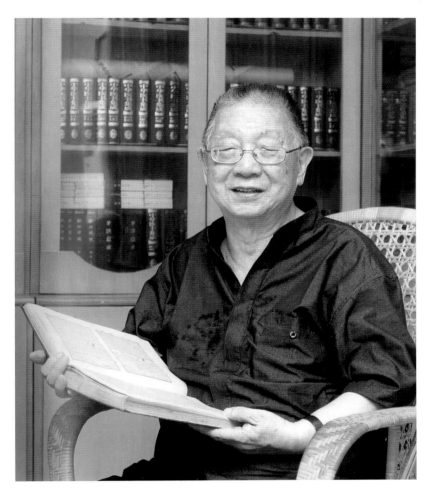

　　李今庸，男，1925年出生，湖北枣阳市人，当代著名中医学家，中医教育学家，湖北中医药大学终身教授，国医大师，国家中医药管理局评定的第一批全国老中医药专家学术经验继承工作指导老师。

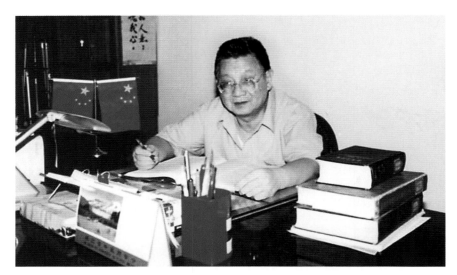

李今庸教授主持湖北省中医药学会工作 20 余年

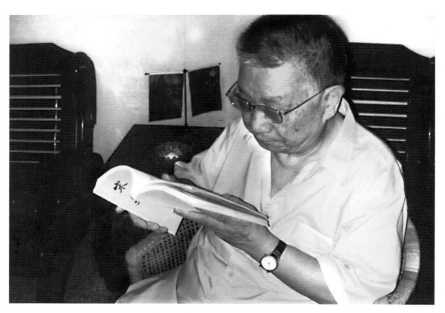

李今庸教授在研读史书

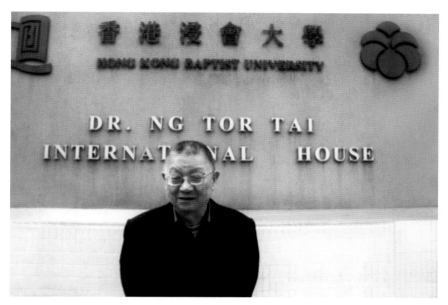

李今庸教授在香港浸会大学讲学期间留影

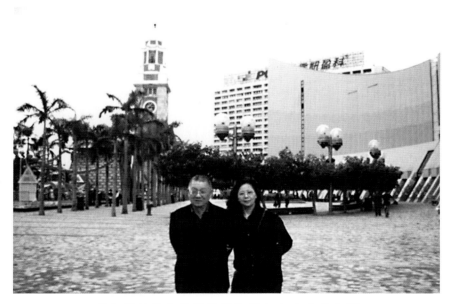

李今庸教授在香港讲学期间与女儿李琳合影

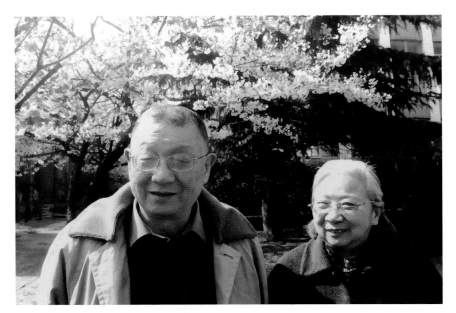

李今庸教授与夫人齐立秀合影

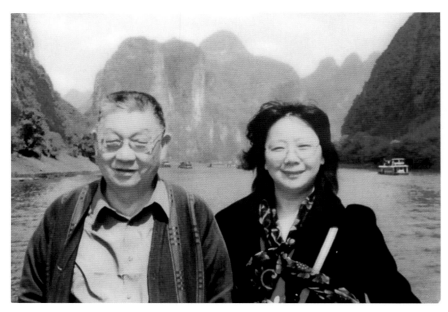

李今庸教授与女儿李琳合影

中国的长期封建社会中，創造了燦爛的古代文化。清理古代文化的发展过程，剔除其封建性的糟粕，吸收其民主性的精华，是发展民族新文化提高民族自信心的必要条件；但是决不能无批判地兼收並蓄。

摘自《新民主主义论》

李今庸教授书法（一）

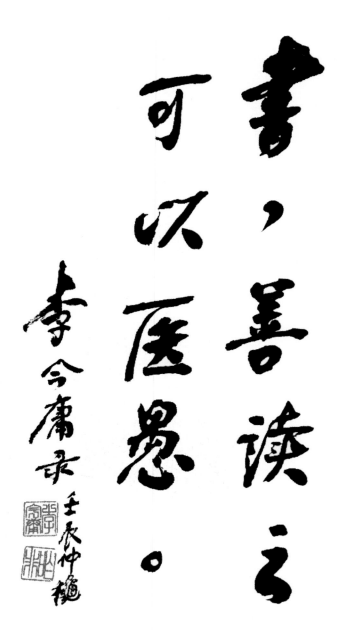

书，善读之可以医愚。

李今庸录 壬辰仲秋

李今庸教授书法（二）

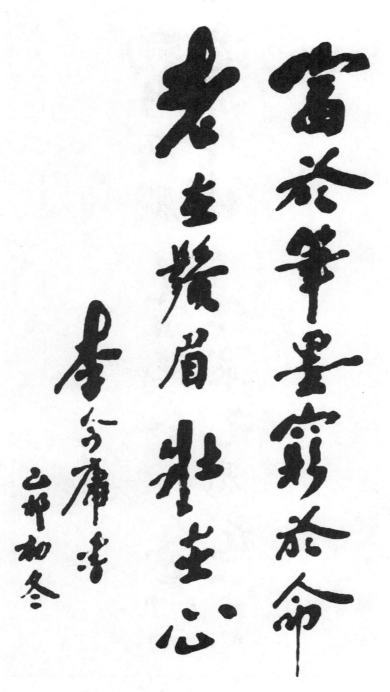

富於筆墨窮於命
老去鬚眉壯生心
李今庸書 乙酉初冬

李今庸教授书法（三）

鞠躬厥職，豈能盡如人意；竭誠斯任，但求无愧我心。

李今庸教授书法（四）

通古博今研岐黄　精勤不倦育桃李

（代总序）

　　李今庸先生，字昨非，1925 年出生于湖北省枣阳市唐家店镇一个世医之家。今庸之名取自《三字经》："中不偏，庸不易。"意为立定志向，矢志不移，永不改易。昨非，语出陶渊明《归去来兮辞》："实迷途其未远，觉今是而昨非。"含有不断修正自己错误认识的意思。书斋曰莲花书屋，义出周敦颐《爱莲说》："出淤泥而不染，濯清涟而不妖。"李今庸先生平生行止，诚如斯言。《孟子·滕文公章句上》说："舜何人也，予何人也，有为者亦若是。"他把这句话作为座右铭。

　　李今庸先生从医 80 载，执教 62 年，在漫长的医教研生涯中积累了宝贵的治学经验。其治学之道，建造了弟子成才的阶梯，是后学登堂入室的通途。听其教、守其道、恭其行者，多能登堂入室，攀登高峰。

博学强志　医教研优

　　李今庸先生 7 岁入私塾读书，开始攻读《论语》《孟子》《大学》《中庸》《礼记》等儒家经典，他博闻强志，日记千言，常过目成诵。1938 年随父学医，兼修文学，先后研读《黄帝内经》《针灸甲乙经》《难经》《伤寒论》《金匮要略》《脉经》《诸病源候论》《千金要方》《千金翼方》《外台秘要》《神农本草经》等，随后其父又命其继续攻读历代各家论著和各科著作，并指导他阅读《毛诗序》《周易》《尚书》等书。对于《黄帝内经》，他大约只用了一年的时间，即将其内容烂熟于心。现在只要提到《黄帝内经》的某一内容，他都能不假思索明确无误地给你指出，本段内容是在《素问》或《灵枢》的某一篇，所以被人们誉为"《内经》王""活字典"。

　　1961 年，时任湖北中医学院副院长的蒋立庵先生，将一本《江汉论坛》杂志给了李今庸先生。他认真阅读后，敏锐地意识到蒋老是希望他掌握校勘训诂学的知识，以便有效地研究整理古典医籍。从20世纪60年代初开始，他先后阅读了大量有关古代小学类书籍。通过认真阅读《说文解字》《说文解字注》《说文通训定声》《说文解字义证》《说文解字注笺》等，他对许学相当熟悉，又广泛阅读了雅学、韵书以及与小学有关的书籍。从此，他掌握了治学之道，并以此助推医教之道。

一般而言，做学问应具备三个条件：一为深厚的家学，二为名师指点，三为个人勤奋。这三点李今庸先生都具备了，所以先生才有了今天的成就。

李今庸先生在1987年到1999年间，先后被中国中医研究院（现中国中医科学院）研究生部、张仲景国医大学、长春中医学院（现长春中医药大学）等单位聘为客座教授和临床教授，为这些单位的中医药人才培养做出了贡献。1991年5月被确认为第一批全国老中医药专家学术经验继承工作指导老师，同年获国务院政府特殊津贴；1999年被中华中医药学会授予全国十大"国医楷模"称号；2002年获"中医药学术最高成就奖"；2006年获中华中医药学会"中医药传承特别贡献奖"；2011年被国家中医药管理局确定为全国名老中医药专家传承工作室建设项目专家；2013年1月被国家中医药管理局确定为首批中医药传承博士后合作导师，为国家培养中医药高层次人才。

校勘医典　著作等身

李今庸先生在治学上锲而不舍，勇攀高峰，正所谓"路漫漫其修远兮，吾将上下而求索"。他在20世纪60年代就步入了校勘医典这条漫长而又崎岖的治学之路。在这方面他着力最勤，费神最深，几乎是举毕生之力。他曾说道：首先要善于发现古书中的问题，然后对所发现的问题进行深入研究考证，并搜集大量的古代文献加以证实。当写成文章时，又必须考虑所选用文献的排列先后，使层次分明，说明透彻，让人易于读懂。如此每写一篇文章，头痛数日不已，然而他仍乐此不疲。虽是辛苦，然也获得了丰硕的成果。经一番整理后，不仅使这些古籍中的文字义理畅达，而且其医学理论也明白易晓，从而使千百年的疑窦涣然冰释，实有功于后学。

李今庸先生首创以治经学方法研究古典医籍。他将清朝乾嘉时期所兴起的治经学方法，引入到古医籍的研究整理之中。他依据训诂学、校勘学、音韵学、古文字学的基本原理，以及方言学、历史学、古文献学、考古学和历代避讳规律等相关知识，结合中医药学理论和临床实际经验，对古医书中的疑难问题进行了深入研究。对古医书中有问题的内容，则采用多者刈之、脱者补之、隐者彰之、错者正之、难者考之、疑者存之的方法，细心疏爬。他治学态度严谨，一言之取舍必有据，一说之弃留必合理。其研究所涉及的范围相当广泛，如《素问》《灵枢》《难经》《甲乙经》《太素》《伤寒论》《金匮要略》《神农本草经》《肘后方》《新修本草》《千金要方》《千金翼方》《马王堆汉墓帛书》以及周秦两汉典籍中有关医学的内容。每有得则笔之以文，其研究的千古疑难问题多达数百处。从 20 世纪 50 年代末至现在，他发表了诸如"析疑""揭疑""考释""考义"类文章 200 多篇。2008 年，他在外地休养的时候，凭记忆又搜集了古医书中疑难之处 88 条；同时，还从《吕氏春秋》高诱训解的文字中，总结出声转可通的文字 121 例，其中部分内容现已整理成文，由此可见先生对古医籍疏爬之勤。

设帐杏坛　传道授业

李今庸先生执教已 62 个春秋，在中医教育学上，开创和建立了两门中医经典学科（《黄帝内经》《金匮要略》）。他先后长期系统性地给师资班、西学中班、本科生、研究生等各类不同层次学生讲授《金匮要略》《黄帝内经》《难经》及《中医学基础》等课程。自 1978 年开始，又在全国中医界率先开展《内经》专业研究生教育。同时，李今庸先生还担任北京中医两院（中国中医研究院、北京中医学院）研究生班《金匮要略》授课老师。1973 年起，李今庸先生受邀赴原北京中医学院、原上海中医学院讲授《中医学基础》；1978 年起，并先后赴辽宁、广西、上海等地的中医药院校讲授《黄帝内经》《金匮要略》等经典课程。

李今庸先生非常重视教材建设。1958 年，他首先在原湖北中医学院筹建金匮（内科）教研组，并担任组长，其间独立编写了《金匮讲义》，作为本院本科专业使用。1963 年独立编写了全国中医学院第二版试用教材《金匮要略讲义》，从而将《金匮》这一学科推向了全国；1973 年，为适应社会上的需求，对该书稍作润色，作为全国中医学院第三版试用教材再版发行。1960 年，独立编写了《医经选讲义》《内经讲义》（原文），供湖北中医学院本科专业使用；1961 年，独立编写了《难经选读》《黄帝内经素问讲义》（原文），供湖北中医学院本科专业、西医学习中医班使用；1962 年，独立编写了中医学院讲义《内经》（蓝本）；1963 年，赴江西庐山参加了全国中医学院第二版试用教材《内经讲义》的审稿定稿。1974、1976 年分别协编全国中医学院教材《中医学基础》；1977、1979 年，主编《内经选编》《内经选读》，作为原湖北中医学院中医研究生班前期课程中的《内经》试用教材，并亦供中医本科专业使用，该教材受到全国《内经》教师的好评；1978 年，参与编著高等中医药院校教学参考丛书《内经》；1982 年主编高等中医药院校本科生、研究生两用教材《黄帝内经选读》，1987 年为光明中医函授大学编写出版了《金匮要略讲解》。几十年来，李今庸先生为中医药院校教材建设，倾注了满腔心血。

李今庸先生注重师资队伍建设。先生在主持原湖北中医学院内经教研室工作时，非常重视对教师的培养。1981 年，他在教研室提出了"知识非博不能返约，非深不能至精"的思想。他要求教师养成"读书习惯和写作习惯"。为配合教师读书方便，他在教研室创建了图书资料库室，收藏各类图书 800 余册，并随时对教师的学习情况进行督促检查。1983 年，他组织主持教研室教师编写刊印了《黄帝内经索引》；同时，他又组织主持教研室教师编写了《新编黄帝内经纲目》，作为本院及部分兄弟院校《内经》专业研究生学位使用教材。通过编辑书籍及教学参考资料，提高教师的专业水平。在对教师的使用上，尽量做到人尽其才，才尽其用。通过十几年坚持不懈努力，现已培养出一批较高素质的中医药教师队伍。

在半个多世纪的中医药教学生涯中，先生主张择人而教、因材施教，注重传授真知和问答教学。他要求学生学习中医时必须树立辩证唯物主义和历史唯物主义思维方式，将不同时代形成的医学著作和理论体系置于特定历史时代背景中研究，重视经典著作教学和学生临床实践。1962 年，先生辅导高级西医离职学习中医班集体写作《从藏府学说看祖国医学的理论体系》一文，全文刊登于《光明日报》，并被《人民日报》摘要登载、《中医杂志》全文收载，在全国产生了很大影响。

扎根一线　累起沉疴

李今庸先生在 80 年的医疗实践中，形成了独特的医疗风格、完整的临床医学思想，积累了大量的临床经验。其一，形成了完整的临床医学指导思想，即坚持辩证历史唯物主义思想指导下的"辨证论治"；其二，独创个人临床医疗经验病证证型治疗分类约 580 余种，著有《李今庸临床经验辑要》《中国百年百名中医临床家丛书·李今庸》《李今庸医案医论精华》等临床著作。

李今庸先生通晓中医内外妇儿及五官各科，尤长于治疗内科和妇科疾病。在 80 年的临床实践中，他在内伤杂病的补泻运用上形成了自己独特的风格，即泻重痰瘀，补主脾肾。脾肾两藏，一为后天之本，一为先天之本，是人体精气的主要来源。二藏荣则一身俱荣，二藏损则一身俱损。因此，在治虚损证时，补主脾肾。在临床运用中，具体又有所侧重，小儿重脾胃，老人重脾肾，妇女重肝肾。慢性久病，津血易滞，痰瘀易生，痰瘀互结互病，易成窠囊。他对于此类病证的治疗是泻重痰瘀，或治其痰，或泻其瘀，或痰瘀同治。他临床经验丰富，辨证准确，用药精良，常出奇兵以制胜，其经验可见于《国医大师李今庸医学全集》中。

李今庸先生非常强调临床实践对理论的依赖性，他常说："治病如同打仗一样，没有一定的医学理论做指导，就不可能进行正确的医疗活动。"如1954 年长江流域发大水，遭受特大洪涝灾害之时，奔赴一线的李今庸"抗洪抢险防病治病"工作队，以中医理论为指导，运用中药枯矾等，成功控制住了即将暴发的急性传染性消化道疾病；再如一壮年男子，突发前阴上缩，疼痛难忍，呼叫不已，李今庸先生据《素问·厥论》"前阴者，宗筋之所聚"，《素问·痿论》"阳明者，五藏六府之海，主润宗筋"的理论，为之针刺足阳明经之归来穴，留针 10 分钟，病愈，后数十年未再发，此案正印证了其善于以经典理论对临床的指导运用。李老常言："方不在大，对证则效；药不在贵，中病即灵。"

从 1976 年起，李老应邀赴北京、上海、南京、南宁、福州、香港、韩国大田等多地讲学，传授临床经验，深入开展中外学术交流。

振兴中医　奔走疾呼

李今庸先生作为一代中医药思想家，从未停止过对中医药学理论、临床、教育的反复深入思考。1982 年、1984 年，他两次同全国十余名中医药专家联名上书党中央、国务院，建议成立国家中医药管理总局，加强党对中医药事业的领导，受到中央领导重视和采纳。1986年国务院批示，1988年，国家中医药管理局挂牌成立。其后，又积极支持组建中医药专业出版社。1989年，中国中医药出版社成立。2003年，向党中央和国务院领导写信陈述中医药学优越性和东方医学特色，建议制定保护和发展中医药的法规，同年，国务院颁布《中华人民共和国中医药条例》。

李老在担任湖北省政协常委及教科文卫体委员会副主任期间，深入基层考察调研，写了大量提案及信函建议。在湖北省第五届政协会议上，提出"请求省委、省政府批准和积极筹建'湖北省中医管理局'，以振兴我省中医药事业"等提案。2006年，湖北省中医药管理局成立。

1980年、1983年等分别向省委、省政府致信建议召开李时珍学术会议，成立李时珍研究会，开展相关研究，为在全国范围内形成纪念李时珍学术活动氛围奠定了坚实根基。

1986年李老当选为湖北省中医药学会理事长。此后，主持湖北省中医药学会工作长达二十余年。组织举行"鄂港澳台国际学术交流大会""国际传统医学大会"等各种大型中医药学术研讨会和国际学术交流会议。期间，连续数年主编有《湖北中医药信息》《中医药文化有关资料选编》等。

近年来，李老对中医药学术发展方向继续进行深入思考与研究。认为中西医学不能互相取代，只能在发展的基础上取长补短，必须努力促使西医中国化、中医现代化，先后撰写和发表了《论中医药学理论体系的构成和意义》《发扬中医药学特色和优势提高民族自信心和自豪感》《试论我国"天人合一"思想的产生及中医药文化的思想特征》《中医药学应以东方文化的面貌走向现代化》《关于中西医结合与中医药现代化的思考》《略论中医学史和发展前景》等文章。

今将李今庸先生历年写作刊印、出版和未出版的各种学术著作，集中起来编辑整理，勒成一部总集，定名为《国医大师李今庸医学全集》，予以出版，一则是彰显李老半个多世纪以来，在中医药学术上所取得的具有系统性和创造性的重要成就，二则是为中医药学的传承留下一份丰厚的学术遗产。

李今庸先生历年写作并刊印和出版的各种著作数十部，附列如下（以年代先后为序）：

《金匮讲义》，李今庸编著，原湖北中医学院中医专业本科生用教材。1959 年，内部油印。

《中医学概论》，李今庸编著，原湖北中医学院中医专业本科生用教材。1959 年，内部刊印。

《内科学讲义》，李今庸编著，原湖北中医学院中医专业本科生用教材。1960 年，内部刊印。

《医经选讲义》，李今庸编著，原湖北中医学院中医专业本科生用教材。1960 年，内部刊印。

《内经讲义》，李今庸编著，原湖北中医学院中医专业本科生用教材。1960 年，内部刊印。

《难经选读》，李今庸编著，原湖北中医学院中医专业本科生用教材。1961 年，内部刊印。

《黄帝内经素问讲义》，李今庸编著，原湖北中医学院中医专业本科生用、高级西医离职学习中医班用教材，1961 年，内部刊印。

《内经》（蓝本），李今庸编著，原中医学院讲义，中医专业本科生用教材，1962 年 4 月，内部刊印。

《金匮要略讲义》（蓝本），李今庸编著，原中医学院讲义，中医专业本科生用教材，1963 年 4 月，内部刊印。

《金匮要略讲义》，李今庸编著，全国中医学院中医专业本科生用第二版统一教材。1963 年 9 月，上海科学技术出版社出版。

《中医概论》，李今庸编著，原湖北中医学院中医专业本科生用教材，1965 年 9 月，内部刊印。

《内经教学参考资料》，李今庸编著，原湖北中医学院中医专业教学参考用书。1965 年 12 月，内部刊印。

《中医学基础》，李今庸编著，原湖北中医学院中医专业用教材。1971 年，内部铅印。

《金匮要略释义》，李今庸编著，中医临床参考丛书，全国中医学院西医学习中医者、中医专业用第三版统一教材。1973 年 9 月，上海科学技术出版社出版。

《内经选编》，李今庸编著，原湖北中医学院中医专业用教材，1973 年，内部刊印。

《中医基础学》，李今庸编著，原湖北中医学院中医专业本科生用教材。1974年，内部刊印。

《内经选编》，李今庸编著，原湖北中医学院中医专业本科生及研究生前期用教材，1977年，内部刊印。

《内经选读》，李今庸主编，原湖北中医学院中医专业本科生及研究生前期用教材。1979年5月，内部刊印。

《黄帝内经选读》，李今庸主编，原湖北中医学院中医专业本科生、研究生两用教材。1982年，内部刊印。

《内经函授辅导资料》，李今庸主编，原湖北中医学院中医专业函授辅导教材。1982年，内部刊印。

《读医心得》，李今庸著，研究中医古典著作中理论部分的学术专著。1982年4月，上海科学技术出版社出版。

《中医学辩证法简论》，李今庸主编，全国中医院校教学教材参考用书。1983年1月，山西人民出版社出版。

《黄帝内经索引》，李今庸主编，原湖北中医学院中医《内经》专业教学参考用书。1983年12月，内部刊印。

《读古医书随笔》，李今庸著，运用考据学知识和方法研究古典医籍的学术专著。1984年6月，人民卫生出版社出版。

《金匮要略讲解》，李今庸著，全国高等中医函授教材。1987年5月，光明日报出版社出版，后由人民卫生出版社于2008年更名为《李今庸金匮要略讲稿》再版。

《新编黄帝内经纲目》，李今庸主编，中医内经专业研究生学位教材，以及西医学习中医者教学参考用书。1988年11月，上海科学技术出版社出版。

《奇治外用方》，李今庸编著，运用现代思想和通俗语言，对中医药古今奇治外用方治给予整理的专著。1993年1月，中国中医药出版社出版。

《湖北医学史稿》，李今庸主编，是整理和研究湖北地方医学史事的专门著作。1993年5月，湖北科学技术出版社出版。

《李今庸临床经验辑要》，李今庸著，作者集数十年临床医疗实践之学术思想和临证经验的总结专著。1998年1月，中国医药科技出版社出版。

《古代医事编注》，李今庸编著，选录了古代著名典籍笔记中关于中医药医事史料文献而编注的人文著作。1999年，内部手稿。

《中华自然疗法图解》，李今庸主编，刮痧疗法、按摩疗法、针灸疗法和天然药食疗法等中医自然疗法治病图解的专著。2001年1月，湖北科学技术出版社出版。

《中国百年百名中医临床家丛书·李今庸》，李今庸著，作者集多年临床学术经验之专著。2002 年 4 月，中国中医药出版社出版。

《中医药学发展方向研究》，李今庸著，研究中医药学发展方向的专著。2002年 9 月，内部刊印。

《古医书研究》，李今庸著，继《读古医书随笔》之后，再以校勘学、训诂学、音韵学、古文字学、方言学、历史学以及古代避讳知识等，研究考证中医古典著作的学术专著。2003 年 4 月，中国中医药出版社出版。

《中医药治疗非典型传染性肺炎》，李今庸编著，选用报刊上有关中医药治疗"非典"（严重急性呼吸综合征）的内容，集而成册。2003 年 8 月，内部刊印。

《汉字、教育、中医药文化资料选编》（1－6 编），李今庸编著，选用报刊上发表的有关文字文化、教育和中医药文化资料而汇编的专门集册。2003—2009 年，内部刊印。

《舌耕馀话》，李今庸著，作者在兼任政协等多项社会职务期间，从事中医药事业的医政医事专门著作。2004 年 10 月，中国中医药出版社出版。

《古籍录语》，李今庸编著，选录古代典籍中关于启迪思想，予人智慧，为人道德之锦句名言而编著的人文专著。2006 年 8 月，内部刊印。

《李今庸医案医论精华》，李今庸著，作者临床验案精选和中医学术问题研究的专著。2009 年 4 月，北京科学技术出版社出版。

《李今庸中医科学理论研究》，李今庸著，中医科学基础理论体系和基本学术思想研究的专著。2015 年 1 月，中国中医药出版社出版。

《李今庸黄帝内经考义》，李今庸著，作者历半个世纪对《黄帝内经》疑难问题研究的学术专著。2015 年 1 月，中国中医药出版社出版。

《李今庸临床用方集粹》，李今庸著，是收集荟萃作者数十年临床医疗经验用方的专著。2015 年 1 月，中国中医药出版社出版。

《李今庸读古医书札记》，李今庸著，辑作者历年来在全国各地刊物上发表的关于古典医籍和古典文献的考释、考义、揭疑、析疑类文章的学术著作。2015 年 4月，科学出版社出版。

《李今庸特色疗法》，李今庸主编，整理和总结了具有中医学特色的穴敷疗法、艾灸疗法、拔罐疗法、耳穴贴压法等治疗病证的专著。2015 年 4 月，科学出版社出版。

《李今庸经典医教与临床研究》，李今庸著，作者集中医经典教学和经典性临床研究的教研专著。2016 年 1 月，科学出版社出版。

《李今庸医惑辨识与经典通析》，李今庸著，对有关经典医籍、医学疑问的解疑辨惑及经典著作课堂讲解分析的学术专著。2016 年 1 月，科学出版社出版。

《李今庸临床医论医话》，李今庸著，作者关于中医临床的医学论述和医语医话的学术专著。2017 年 3 月，中国中医药出版社出版。

通古博今研岐黄　精勤不倦育桃李

《李今庸中医思考·读医心得》，李今庸著，作者独立思考中医药学实质和中医药学术发展方向性研究的学术专著。2018 年 3 月，学苑出版社出版。

《续古医书研究》，李今庸著，为《古医书研究》续笔，再以开创性的中医治经学方法继续研究中医古典著作之学术力作。

另有待出版著作（略）。

李琳　湖北中医药大学

2018 年 5 月 1 日

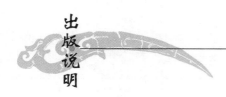

出版说明

　　本书是 20 世纪 70 年代初（工农兵）中医药"大普"教育中医药专业使用教材。

　　全书分上篇、下篇两部分，重点介绍中医基础理论及中医各科常见疾病。上篇为中医基础理论，包括阴阳五行、脏腑、经络、病因、诊法、辨证及预防与治则，阐述了中医基础理论的特点及其在临床实践中的指导意义。下篇为中医各科常见病证，按内科、儿科、妇科、外科的顺序来介绍各科常见病、多发病，每一病证分列概说、主证、治法、方药等项。

　　书中部分文字具有时代特征，予以保留。

李琳

2023 年 6 月

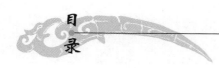
目录

上篇　中医基础理论　／1

第一章　阴阳五行　／3

第一节　阴阳　／3

一、阴阳的基本概念　／4

二、阴阳在医学上的应用　／5

第二节　五行　／6

一、五行的基本概念　／7

二、五行在医学上的具体应用　／8

第二章　脏腑　／10

第一节　五脏　／11

一、心　／11

二、肝　／12

三、脾　／13

四、肺　／14

五、肾　／15

第二节　六腑　／17

一、胆　／17

二、胃　／18

三、小肠　／18

四、大肠　／18

五、膀胱　／18

六、三焦　／18

第三节　脏腑之间的关系 / 19

一、脏与脏之间的关系 / 19

二、脏与腑之间的关系 / 21

三、腑与腑之间的关系 / 21

第四节　脏腑机能活动的物质基础 / 21

一、精 / 21

二、气 / 22

三、血 / 22

四、津液 / 23

第三章　经络 / 24

第一节　经络的内容 / 25

一、十二经脉 / 25

二、督、任脉 / 26

第二节　经络的作用 / 26

一、生理方面 / 26

二、病理方面 / 26

三、诊断方面 / 27

四、治疗方面 / 27

第四章　病因 / 28

第一节　六淫 / 28

一、风 / 29

二、寒 / 29

三、暑 / 30

四、湿 / 30

五、燥 / 31

六、火（热） / 31

第二节　精神因素 / 32

第三节　饮食所伤 / 33

第四节　外伤 / 34

第五章　诊法 / 35

第一节　问诊 / 35

　　一、问寒热 / 36

　　二、问汗 / 36

　　三、问二便 / 37

　　四、问饮食口味 / 37

　　五、问妇科病 / 38

　　六、问儿科病 / 39

第二节　望诊 / 39

　　一、神气 / 39

　　二、面色 / 39

　　三、五官 / 40

　　四、望舌 / 41

　　五、斑疹、白痦 / 43

第三节　闻诊 / 44

　　一、听声音 / 44

　　二、嗅气味 / 45

第四节　切诊 / 45

　　一、脉诊 / 45

　　二、触诊 / 48

第六章　辨证 / 50

第一节　八纲辨证 / 50

　　一、表里 / 50

　　二、寒热 / 51

　　三、虚实 / 52

　　四、阴阳 / 52

第二节　脏腑辨证 / 54

　　一、心与小肠病的辨证 / 54

　　二、肝与胆病的辨证 / 57

　　三、脾与胃病的辨证 / 60

　　四、肺与大肠病的辨证 / 63

　　　五、肾与膀胱病的辨证　／66

　　　六、两脏合病的常见证型　／68

　第七章　预防与治则　／71

　第一节　预防　／71

　　一、未治先防　／71

　　二、既病防变　／72

　第二节　治　则　／73

　　一、充分调动两个积极性　／73

　　二、因时、因地、因人制宜　／73

　　三、标本治法　／74

　　四、正治与反治　／75

　　五、扶正与祛邪　／76

　　六、同病异治与异病同治　／77

下篇　各科常见疾病　／79

第一章　内科疾病　／81

　第一节　感冒　／81

　第二节　咳嗽　／83

　第三节　哮喘　／84

　　一、发作期　／85

　　二、缓解期　／86

　第四节　呕吐、泄泻　／87

　第五节　胃脘痛　／88

　第六节　黄疸　／89

　　一、急性黄疸型　／90

　　二、慢性黄疸型　／90

　第七节　慢性腹泻　／91

　第八节　痢疾　／92

　第九节　水肿　／94

　　一、急性水肿　／95

二、慢性水肿 / 95

第十节 淋证 / 96

第十一节 痹证 / 97

第十二节 头痛、眩晕 / 98

第二章 儿科疾病 / 101

第一节 麻疹 / 101

第二节 流行性腮腺炎 / 103

第三节 小儿肺炎 / 103

第四节 泄泻 / 105

第五节 疳积 / 106

第三章 妇科疾病 / 108

第一节 月经不调 / 108

一、月经先期 / 108

二、月经后期 / 109

三、经行先后无定期 / 109

四、月经过多 / 110

五、月经过少 / 111

第二节 痛经 / 111

第三节 闭经 / 112

第四节 崩漏 / 114

第五节 带下病 / 115

第六节 恶阻 / 116

第七节 先兆流产 / 116

第八节 产后腹痛 / 118

第四章 中医外科基本知识 / 119

第一节 外科辨证概要 / 119

一、辨阳证、阴证 / 119

二、病因辨证 / 119

三、经络、脏腑辨证 / 120

第二节 外科治疗概要 / 121

　　　　一、内治法　／ 121

　　　　二、外治法　／ 123

　　　第三节　皮及皮下感染　／ 124

　　　　一、疖　／ 124

　　　　二、痈（有头疽）　／ 125

　　　　三、急性蜂窝组织炎（无名肿毒）　／ 126

　　　　四、急性乳腺炎（乳痈）　／ 127

　　　　五、丹毒　／ 128

　　　　六、脓肿　／ 129

　　　第四节　肛门疾病　／ 130

　　　　一、痔疮　／ 130

　　　　二、肛裂　／ 131

　　　　三、肛漏　／ 132

　　　　四、脱肛　／ 132

　　附录：外治法附方　／ 134

中医学概论

上篇 中医基础理论

第一章　阴阳五行

　　阴阳五行学说，是我国古代朴素的唯物论和自发的辩证法思想。它通过对各种事物和现象的观察，认为世界是由木、火、土、金、水五种最基本的物质构成的，是由阴阳两种不同属性的事物和现象在不断地运动下资生着、发展着的。这种在长期实践中产生的认识事物和分析事物的观念，逐步形成了阴阳五行学说。

　　阴阳五行学说运用于医学领域，可以说明人体的生理功能活动、病理变化以及诊断和治疗等方面的问题，是祖国医学理论体系中的一个组成部分。它对祖国医学理论的形成和发展，有着深远的影响。但由于受历史条件的限制，阴阳五行学说，还不可能有完备的理论，所以不能完全解释宇宙，也不能完全解释医学上的问题。因此，我们要用一分为二的观点，予以批判的继承，吸取其精华，舍弃其糟粕，使它更好地为医疗实践服务。

第一节　阴　阳

　　阴阳学说，认为宇宙间任何事物和现象，都具有阴、阳变化的两方面。如昼与夜，明与暗，寒与热，水与火，上与下，内与外，升与降，浮与沉，清与浊，迟与数，动与静，体与用（质与能），气与血，脏与腑……因而用阴、阳代表事物的两种不同的属性，借以概括各种事物和现象在矛盾中双方的对立统一关系。

一、阴阳的基本概念

1. 阴阳的对立互根

阴阳不但是相互对立、相互制约，同时又是相互联系、相互依存、相互为用的。它们之间相反相成，既是对立的，又是统一的。因此，事物的阴阳两个方面，是有着不可分割的关系，任何一方都不可能脱离对立着的另一方而单独存在。就是说，没有阴，也就没有阳；没有阳，也就没有阴，犹如没有上就无所谓下一样。这种事物对立统一的关系，也就是"互根"的含义。例如，人体的各种机能活动（阳），都必须有营养物质（阴）作基础，没有营养物质就无从产生机能活动；而机能活动又是化生营养物质的动力。具体地说，没有脏腑的机能活动，饮食物就不可能变成气血等营养物质；没有气血等营养物质，就不可能产生脏腑的机能活动。

2. 阴阳的相互消长

阴阳互相对立着的两个方面，不是静止不变的，而是始终处于一个"此盛彼衰""此消彼长"的运动变化状态。在正常时，由于阴阳之间的相互制约，这种消长关系在一定限度内保持着相对的动态平衡。在异常时，阴阳一方的太过，就会引起另一方的不足；一方的不足，也会导致另一方的太过，而表现为阴阳某一方的偏盛、偏衰。祖国医学就是用阴阳的相对动态平衡和偏盛、偏衰的朴素的辩证观点，来说明人体生理功能和病理变化的。例如以阴阳消长的道理来说明四时变迁，则自春至夏为阳长阴消，自秋至冬为阴长阳消；又如人体的各种机能活动（阳），必然要消耗一定的营养物质（阴），这就是"阳长阴消"的过程；而各种营养物质（阴）的生化，又必须消耗一定的能量（阳），这就是"阴长阳消"的过程。这些都属于阴阳消长的正常生理范畴。又如在病变方面，感受暑热（阳），往往导致人体阴液消亡出现汗大出、口大渴等症状；感受寒凉（阴），往往导致人体阳气受损而出现形寒肢冷等症状。这些都是属于病理范围的阴阳消长。

3. 阴阳的相互转化

事物的阴阳属性不是绝对固定的，而是在一定条件下可以各自向着自己相反的方向转化。这就是说，阴阳两方的不断变化，在一定条件下，阴可以转化为阳，阳也可以转化为阴。如一年四季气候的变迁，春夏之温热（阳），转化为秋冬之寒凉（阴）；而秋冬之寒凉（阴），又必然转化为春夏之温热。在疾病发生与发展的过程中，机能亢盛的阳证可以转化为机能衰退的阴证；反之，机能衰退的阴证也可以转化为机能亢盛的阳证。如病人高热、面赤、咳嗽、胸痛、脉数有力的阳热证，在误治或失治的情况下，就可能转化为汗出、肢冷、呼吸浅促、面色苍白、脉微的阴寒证，治疗上就有着根本的区别。

二、阴阳在医学上的应用

阴阳学说运用到祖国医学中，是用来认识和说明人体的生理功能、病理现象以及诊断、治疗、药物等方面的对立统一关系。

1. 在组织结构和生理方面

以人体部位而言，腰以上属阳，腰以下属阴；体表属阳，体内属阴；背部属阳，腹部属阴；四肢外侧属阳，内侧属阴。以脏腑而言，五脏属阴，六腑属阳。单从五脏而言，心肝属阳，肺脾肾属阴，而且在每个脏器中，又有阴阳的区分，如心阴心阳，肾阴肾阳等。所以祖国医学中有"阴中有阳，阳中有阴"的说法。再从生理整体而言，气属阳，血属阴；机能活动属阳，物质基础属阴，这都是运用阴阳说明生理方面的对立统一关系。

2. 在病理方面

身体健康的人，阴阳气血相对的平衡，抵抗力强，所以不发生疾病。若机体衰弱，外界的致病因素侵入人体，导致阴阳的偏盛、偏衰，就发生疾病。

3. 在诊断方面

阴与阳是"八纲辨证"中的总纲，里虚寒属阴；表实热属阳。在疾病发生与发展的过程中，凡属躁动的、兴奋的、亢进的现象，都属阳证；反之，凡属沉静的、抑制的、衰退的现象，都属阴证。

4. 在治疗方面

通过诊断，明确疾病的本质是属于热性病（阳）的范围，还是属于寒性病（阴）的范围，从而确定治疗原则。属于温热性质的（阳）疾病，就用寒凉性质的（阴）药物进行治疗；反之，属于寒凉性质的（阴）疾病，就用温热性质的（阳）药物进行治疗，这就是前代医家所指出的"寒者热之，热者寒之"的含义。

5. 在药物方面

中药的药性包括有寒、热、温、凉四气（四性），甘、苦、酸、辛、咸五味。四气属阳，五味属阴。温热属阳，寒凉属阴。辛甘发散属阳，酸苦涌泻属阴，淡味（附于甘）渗泄属阳，咸味涌泻属阴。

此外，药物凡属质轻具有升浮性能的属阳，质重具有沉降性能的属阴。这都是运用阴阳来说明药物的作用的。

祖国医学中的阴阳学说，就是中国古代辩证法的宇宙观，用来说明人体生理、病理等现象的一般属性和变化关系，对祖国医学的发展起到过一定的作用。但是这种辩证思想，由于受到当时社会历史条件的限制，带有很大的局限性，只是直观地、笼统地说明事物的属性，事物变化的联系。而且祖国医学运用阴阳说明事物的对立统一时，往往强调了"阴阳调和""阴阳协调"等事物互相为用、互相依存的相对性一面（这不过是事物在一定条件下的相对平衡），而忽视了事物在斗争中的绝对性一面。所以，阴阳学说是我国古代朴素的辩证法，它不是建筑在高度科学分析的基础上，这种理论是不完备的。因此，我们在发掘祖国医学遗产中，不能满足于阴阳这个朴素辩证法，不能故步自封，必须取其精华，去其糟粕，为创立我国新医药学派作出贡献。

第二节 五 行

五行学说和阴阳学说一样，也是我国古代劳动人民在长期的生活、生产实践中，通过对自然的观察、体验而逐渐产生的一种思想体系。它的内容，是以人们日常生活中常见的五种物质——木、火、土、金、水为代表，将宇宙间万事万物归纳为五类，并以木、火、土、金、水这五种物质的性质及其相互关系，解释宇宙万事万物的相互资生和相互制约，指出宇宙间的事物是互相依赖、互相联系的一个整体。

古代医学家运用五行学说，结合长期医疗实践中所积累的经验和知识，对人体生理、病理复杂变化的一般规律，有了进一步的认识，尤其对人体内脏的功能活动和相互的关系，以及人体与外在环境的关系等问题，作了比较系统的解释，因而对人体的认识，构成了统一的整体观念。

一、五行的基本概念

1. 事物属性的五行归类

为了便于了解和掌握人与自然的关系，及人体内在因素的变化规律，进一步指导医疗实践，古代医家把人体的脏腑组织，生理、病理现象，以及与人类生活有关的自然界事物，作了广泛的联系和研究；并用比类取象的方法，按照事物的不同性能、作用和形态等，分别归属为木、火、土、金、水五类，使比较复杂的事物，能理出头绪。有利于了解各种事物之间的联系和作为观察事物变化的方法，并且相应地阐述了人体脏腑组织之间的复杂联系及体内与体外环境之间的相互关系。这种事物属性的归纳方法，在古代有着具体的记载。兹列简表如下。

表 1-1　五行属性归类

自然界					五行	人体			
五色	五味	气候	发展过程	时令		脏	腑	五官	形体
青	酸	风	生	春	木	肝	胆	目	筋
赤	苦	热	长	夏	火	心	小肠	舌	脉
黄	甘	湿	化	长夏	土	脾	胃	口	肉
白	辛	燥	收	秋	金	肺	大肠	鼻	皮毛
黑	咸	寒	藏	冬	水	肾	膀胱	耳	骨

2. 五行的生克关系

五行学说主要是以相生、相克来说明事物之间的相互关系。相生，有相互资生、促进、助长之意；相克，有相互制约、抑制、克服的意思。这是古人认识到一切事物在其运动与发展的过程中，不是孤立的、各不相关的，而是彼此密切联系着的，它们之间既是相互资生、相互促进、相互助长，又是相互制约、相互抑制、相互克服的。没有相生，便没有相克，没有相克，便没有相生，也就没有事物的存在。

五行相生的关系是：木生火，火生土，土生金，金生水，水生木。

五行相克的关系是：木克土，土克水，水克火，火克金，金克木。

在相生关系中，任何一"行"都具有"生我""我生"两方面的关系，《难经》把它比喻为"母"与"子"的关系。在相克关系中，任何一"行"都具有"我克""克我"两方面的关系，《内经》称之为"所胜"与"所不胜"的关系。

相生与相克是不可分割的两个方面。没有生，就没有事物的发生和成长；没有克，就不能维持正常协调关系下的变化与发展。因此，必然是生中有克，克中有生，相生与相克既相反又相成，从而保持事物之间的相对平衡。

事物之间的五行生克正常关系发生异常变化时，就表现为"相乘""反侮"的反常关系。"乘"有乘虚侵袭之意，"侮"有持强凌弱的意思。如木气有余而金不能对木加以正常的抑制时，则木气太过便去乘土，同时反过来还要侮金；反之，木气不足则金来乘木，土反侮木。

五行生克的异常关系，反映了事物之间相对平衡的失调和相互影响，在祖国医学里，则用以说明脏腑间病理变化的相互联系。

二、五行在医学上的具体应用

五行学说在医学上的应用，就是把上面事物属性的五行归类方法和生克的变化规律，具体地解释人体生理、病理的现象和指导临床医疗实践。

1. 生理方面

人体脏腑组织之间，是相互密切联系着的。任何一个脏器组织的生理活动，都是整个人体生理活动的组成部分。它既影响着其他脏器组织，其他脏器组织的变化活动也必然影响着它。它们之间存在着相互资生和相互制约的关系，同时任何脏器组织的功能活动都与外界环境有着一定的联系，所有这些，常常是用五行学说加以说明的。所以，五行学说应用于生理，就是在于说明人体脏腑组织之间，以及人体与外在环境之间相互联系的统一性。

2. 病理方面

疾病，就是人体脏腑组织在致病因素影响下，发生功能失调的病理反映。疾病演变，可以一脏受病，也可以多脏受病；本脏之病可以传至它脏，它脏有病也可以传至本脏。如肝病可以传脾（木克土），脾病也可以传肝（土侮木）等，往往用五行生克关系的异常变化来解释。

3. 诊断方面

五脏的生克关系是否正常，可以从病人的面色、声音、口味、脉象等方面反映出来。五行在诊断上的运用，就是在综合望、闻、问、切等四诊所得，根据五行生克的规律来推断病情的。如胃痛连胁，腹满食少，口吐酸水，脉弦缓等，多属肝木克脾（胃）土的病症。

4. 治疗方面

疾病的发生和发展可由于五脏生克关系的异常所致，某一脏功能的太过或不及可能影响到整个人体的功能活动。一脏病变，往往牵涉到其他脏器，所以在治疗时，除了对病变脏器的本身进行处理，有时还必须考虑到其他有关的脏腑，并调整其关系，控制其传变，来达到治疗的目的。《金匮要略·脏腑经络先后病脉证第一》说："见肝之病，知肝传脾，当先实脾。"这就是运用五行指导治疗的具体体现。后世医家运用五行的生克乘侮规律，在治疗上又不断地进行了充实和发展，并且制订出很多比较具体的治疗方法，如培土生金、滋水涵木等。

五行学说是我国古代朴素的辩证法思想，它指出了世界的统一性，促进了人们思想的发展，在当时起到过一定的进步作用。但是，由于当时社会历史条件的限制，使它未能建立在高度科学分析的基础上，它的辩证法思想也就没有同时也不可能达到完善的地步。它把世界上有着千差万别的性质和形态的复杂事物，都范围于木、火、土、金、水五者之中，这就抹杀了客观事物本质的多样性；把事物螺旋式的上升运动，说成是环环相扣的关系，循环往复的发展，这就陷入循环论的歧途中。因此，五行学说辩证法思想的不彻底性，决定了它不能完整地解释世界，不能完全阐明客观事物的规律。

第二章 脏 腑

人体是由脏腑、经络、皮毛、肌肉、筋骨、精、气、血、津液等组成的一整体。

脏腑是指人体内部的脏器。脏，有贮藏的意思。脏包括心、肝、脾、肺、肾、心包络，因心包络位于心的外围，功能与心相同，无独立功用，故只称为五脏，这些都是贮藏精气的器官。腑有府库和附属的意思。腑包括胆、胃、小肠、大肠、膀胱、三焦，通称六腑。这些都是消化吸收和排泄的器官。

脏腑医学所说的脏腑，不仅是指的实质脏器，更重要的是指的功能单位，即人体生命活动和病理变化的复杂反映的概括。因此，不应当把它与西医学所说的"脏器"完全等同看待。

人的生命活动是脏腑功能的反映。五脏六腑各有不同的生理功能，其中以五脏为中心，以六腑相配合，通过经络联系全身的筋骨、肌肉、皮毛、五官等组织。脏腑在机能活动中产生了气、血、精、津液等物质，这些既是脏腑机能活动的产物，反过来又成为脏腑机能活动的物质基础。它们之间这种既对立又统一，互相联结、互相依存、互相制约的不可分割的关系，就构成了生命活动的整个过程。因此，研究脏腑理论，不但要熟悉脏腑的基本功能，还要熟悉它们之间的相互依赖和相互斗争的关系；既要看到局部，又要看到整体，这样才能够较全面地探索它的内部规律。

伟大领袖毛主席教导我们说："理论的基础是实践，又转过来为实践服务。"我国劳动人民在长期与疾病作斗争的过程中，经过反复的医疗实践，对人体结构和功能形成了一套以脏腑学说为核心的独特的理论体系，长期以来，一直指导着医疗实践。但是，由于历史条件的限制，祖国医学对脏腑的认识不可能是完美无缺的，它还有待我们在今后的医疗实践中不断总结，并加以提高。

第一节　五　脏

心、肝、脾、肺、肾，合称五脏，与小肠、胆、胃、大肠、膀胱、三焦等六腑互为表里。五脏属阴。五脏之间既相互联系，但各脏又都有自己的特点。现分述如下。

一、心

心在五脏六腑中居于首位。心的主要功能，一是主血脉，运行气血，营养人体五脏六腑四肢百骸，以维持各个组织器官的机能活动；二是藏神，主导人体精神意识思维活动，所以心在人体起着调节五脏六腑的作用。心开窍于舌，其华在面，与小肠互为表里。

1. 心主血脉，其华在面

心主全身血脉，它有推动血液在经脉中运行，以发挥其循环气血、营养全身的作用。心脏功能的盛衰，除了脉搏的变化，还可以从面部反映出来。例如心功能健全，血脉充盈，血流畅通，则面色红润光泽，脉来均匀有力；如失血过多，血脉空虚，则面色㿠白脉虚；如心血瘀阻，则面色青紫（发绀），脉结代。

2. 心主神志

所谓神志，是概指人的精神意志思维活动。祖国医学认为，人的精神饱满、意识清楚、思维灵敏等表现，是心脏生理功能活动正常的反映。若神志方面出现异常变化，则多与心脏受病有关，如"心不藏神""热扰心神"等，通过从心的方面着手治疗，便可使神志恢复正常。

心在神志方面的功能发生障碍时，就会出现失眠、多梦、健忘，甚则发狂、谵语，或神志昏迷等症状。

3. 心开窍于舌

心与舌在生理上有着密切的联系，心有一支络脉与舌直接相连。心的疾病，可以从舌质上反映出来。如心血不足的舌质淡白，心血瘀阻的舌质紫暗。

（附：心包）

心包是心的外膜，附有络脉，是通行气血的径路，通称"心包络"。它是心脏的外围组织，有保护心脏的作用。临床上认为外邪入心，往往首先侵犯心包，而表现出心病的证候。如高热引起的神志昏迷、谵语等症状，都是"热入心包"的表现。

二、肝

肝居胁里，主藏血，能调节血量，性喜条达，功能疏泄，主筋，开窍于目，与胆互为表里。

1. 肝主藏血

肝有贮藏血液与调节全身血量的作用。当人体处于休息状态时，一部分血液入肝贮藏，而当活动时，又能根据机体的需要，血由肝里输送出来。所以有"人动则血运于诸经，静则血归于肝"的说法。临床上由于暴怒引起的大吐血等症，多被认为与肝不藏血有关，必须结合治肝才能显效。

2. 肝喜条达，主疏泄

条达是肝的特性，疏泄是肝的作用。所谓条达，是说肝的特性喜欢伸展畅达；所谓疏泄，是说肝有疏散瘀滞的功能，以保持人体气机的畅达和功能活动的正常。肝性条达和肝能疏泄是密切联系的，在人体主要表现有以下三个方面。

（1）情志方面：祖国医学认为人的情志不但由心所主宰，而且与肝有密切联系。肝喜条达而怕抑郁，肝的功能正常，就使人的情志处于既不抑郁又不亢奋的相对平衡状态，以维持人体精神的正常活动。

由于精神因素或其他原因的影响，导致肝失调达而抑郁不舒，在情志方面就可以出现情志抑郁沉闷或暴躁易怒等症状。

（2）消化方面：饮食物的正常消化，主要靠脾胃的消磨腐熟作用，但也有赖于肝的疏泄，以帮助饮食的传送消化和维持脾胃的升降。所以肝的疏泄功能是保持消化功能正常的一个主要条件。

如果肝气不调，疏泄失职，就会影响消化功能发生障碍，而出现食积、脘腹胀满、大便不爽等症状。

（3）气血方面：人体血液的运行，有赖于气的推动。心、肺在气运行过程中虽起着主导作用，但肝的疏泄作用，能保持人体气机的畅达和使血行不致瘀滞。如果肝的疏泄失职，既可导致气机郁结，也可影响血行的瘀滞，甚至发生气滞血瘀，而出现胁肋刺痛、痛经、闭经等病症。临床上多采用疏肝以行气活血的方法进行治疗。

3. 肝主筋

筋附于骨而结于关节，功能使肢体屈伸运动自如。但筋必靠肝血的滋养，才能保持其正常生理功能。若肝血受损，筋失所养，就会出现筋缓无力，或关节屈伸不利，或肢体抽搐等症状。

4. 肝开窍于目

目为肝窍。肝的经脉连目系，目靠肝血来滋养，所以肝与目有密切的关系。肝血虚则两目干涩，视物不清；肝火上炎则两目红肿疼痛。前人对夜盲症，采用动物肝脏的饮食疗法，以肝治肝，获得疗效，也说明肝与目有密切联系。因此，在治疗急慢性眼病时首先应考虑到治肝的重要性。

三、脾

脾居中焦，在胃的后下方，有消磨水谷、运化水谷精微和统摄血液的功能。脾主四肢及肌肉，开窍于口，其华在唇。脾与胃互为表里，共同完成消化水谷，转输津液，营养全身的作用，而为"后天之本"。

1. 脾主运化

脾是对人体饮食进行消化、吸收和转输的主要脏器。所谓脾主运化，就是说脾在饮食物的消化过程中，具有运输水谷精微以化生气、血、津液等营养物质的功能。这些多种状态的营养物质，在有关脏腑的共同作用下，经由不同的途径输布并营养周身。

在正常情况下，脾运化水谷精微的功能包括密切联系着的两个方面：一是脾气健运，以保持消化功能正常，化生气、血以营养脏腑组织；一是通过化生并转输津液，以促进机体内水液的吸收和运行。所以当脾的功能减弱时，既可能发生饮食物的消化吸收障碍，而出现食欲不振、腹痛、便溏等症状，也可能导致水湿在体内停滞为病，如停于胸膈，则胸闷呕恶；停于肠道，则肠鸣泄泻；停于肌肤，则为水肿。

2. 脾主统血

脾能统摄周身的血液，使之循经运行而不溢于脉道之外。因为血能输布水谷精微而化生营气，营气为血中之气，气为血帅，血由气摄，所以脾气旺则血自归经。脾虚则气不摄血而外溢，便可产生各种出血疾患。例如日久不愈的吐血、大便下血、皮下出血以及月经过多、崩漏等慢性出血症，大多与脾不统血有关。

3. 脾主肌肉、四肢

脾有吸收与输布水谷精微，以营养肌肉的功能。脾功能正常，对肌肉供应的营养充足，则肌肉丰满，四肢活动有力；若脾气虚，功能衰弱，则出现肌肉消瘦，四肢萎弱，肢体重，倦怠无力等症状。

4. 脾开窍于口，其华在唇

口唇与脾有着内在联系。脾的功能活动正常与否，往往从口唇反映于外。如脾气健运则口唇红润光泽，饮食知味；反之脾气不足，则口唇淡白不华，饮食乏味。

四、肺

肺居于胸中，主气，司呼吸，外合皮毛，开窍于鼻，其清肃下降，有通调水道的作用。肺与大肠互为表里。

1. 肺主气，司呼吸

人体通过肺的呼吸作用：呼出体内的浊气，吸入外界的新鲜空气，不断对人身之气进行吐故纳新，并使中焦水谷化生的精气与吸入的大自然之气结合变化而产生宗气，然后输布到全身各部，以维持全身各脏腑组织的机能活动。因此，肺"主气"，不仅指肺司呼吸的作用，而且说明水谷精微之气，吸入体内的大自然之气，这些输布人体周身而赖以维持生命活动的重要物质，都需要肺的管理。如果肺气不足，就会出现体倦乏力，声音低弱，气短息微等证候。

2. 肺主肃降、通调水道

肃，是指清净；降，是指下降。肺气有清肃下行的特性和功能，称为肺主肃降。若肺失肃降，则肺气不宁，必上逆而为咳、喘等病证。

在正常情况下，饮入于胃，消化后其精微部分由脾输入肺，依赖肺气肃降作用，使水津经由三焦敷布下达膀胱。若肺失肃降，水津代谢就会发生障碍，形成水液停蓄，发生痰饮，或小便不利或水肿。

3. 肺主宣发，外合皮毛

宣发，是宣散敷布于外的意思。肺把卫气和津液散布到全身体表的功能，称为宣发。

肺与皮毛在生理、病理上都有相互联系。

皮毛居人体最外一层，是人体抗御外邪的屏障。肺气宣发能将卫气和津液输送到肌表腠理，以温养润泽皮毛，维持皮毛的生理功能。

如果皮毛的御邪作用因某种原因而减弱，或外邪的力量超过皮毛的防御能力，邪气就会从皮毛侵入，而致宣发障碍，则见恶寒、发热、咳嗽等肺卫之气不得宣通的病状。

4. 肺开窍于鼻

肺司呼吸，而鼻是呼吸的门户、气体出入的通道，风寒袭肺，可出发现鼻塞、流涕、嗅觉异常等。

五、肾

肾有二枚，居腰中，主水，藏精，为"先天之本"，生长、发育之源，且生髓充骨通脑，其华在发，有纳气作用。肾开窍于耳，与膀胱互为表里。

1. 肾主藏精

肾所藏的精包括两个方面：一是来自父母、由肾脏本身所藏的精，称为"先天之精"，是人体生育繁殖的基本物质；一是来源于饮食物的精华部分，称为"后天之精"，是维持人体生命活动的基本物质。二者均藏于肾。

先天之精，受之于父母，从胚胎开始，就不断地发挥它的生命力，维持着人体的生长发育。但先天之精必须依赖于饮食水谷化生的后天之精的补充；而后天之精的形成又必须依赖于先天之精的活动力。两者相辅相成，不可分割地组成了肾所藏的精。

在临床上，肾所藏的精通常称为肾阴（真阴、元阴）、肾的功能活动通常称为肾阳（真阳、元阳）。肾阳是人体阳气的根本，肾阴是人体阴液的根本，共同完成人体生长发育和繁衍后代的生命活动。这两者发挥的生命力通常称之为"肾气"。肾精充足则肾气盛，不足则肾气衰。人到了一定的年龄，肾气旺盛，生殖能力开始成熟，精力充沛；年老以后，肾气渐衰，失去了生殖能力，形体也渐衰了。所以肾精不足，常可出现发育迟缓、早衰、阳痿、原发性不孕等症。这些都可从补益肾精治疗。

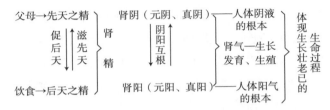

图 2-1 肾藏精示意图

2. 肾主水

肾是机体最重要的水液代谢的器官。饮入于胃，由脾上输于肺，其中清的部分，通过肺的宣发作用，输送于皮毛；浊的部分，通过肺的肃降作用，由三焦水道下行，入归于肾，藏于膀胱。在肾阳的作用下，水液又由三焦蒸化，使其浊的部分下出为尿，清的部分上升于肺而外出为汗，从而保持人体水液代谢的相对平衡。示意如下。

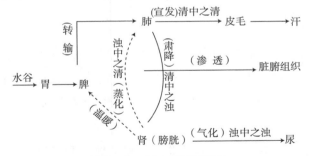

图 2-2 水液代谢示意图

参与人体水液代谢虽有脾、肺、肾、三焦、膀胱等脏腑，但关键在肾。因为脾运水津依赖于肾阳的温暖，水津经由三焦的周流运行全赖肾阳的蒸化，而膀胱排出尿液也依赖于肾阳的气化作用。

假若肾阳衰弱，失去主水的作用，水液代谢发生障碍，便会形成小便不利、水肿等病。

3. 肾主纳气

人的呼吸虽由肺所主，但肾能帮助肺吸气，称为"纳气"。年老肾气衰弱，无力摄纳，就会出现呼多吸少的气喘病。

4. 肾主骨、生髓、通脑

骨有支架身体的作用，赖髓充养。肾藏精，精生髓，髓养骨。所以肾气充实，则骨骼坚强，发育正常，强于劳动；肾气衰弱，则骨骼软弱，腰酸腿软，不耐劳作。

"脑为元神之府"，是"髓之海"，为精髓聚会而成，有思考、记忆等作用，且能主导目之视、耳之听等上窍功能。然而脑的功能正常，有赖于肾精的补益，如肾精不足，无以生髓补脑，则脑海空虚，临床上往往就会出现头昏、健忘、失眠和思维能力减退等。

5. 开窍于耳、其华在发

肾开窍于耳。肾气足，耳的听力灵敏。肾虚精气不能上注于耳，则见耳鸣、耳聋等症。

发的生机，根源于肾精，发之生落泽枯，正是肾气盛衰的反映。如青壮年肾气充盛，其发光泽；年老之人，肾气渐衰，其发也就花白而容易脱落。

第二节　六　腑

胆、胃、小肠、大肠、膀胱、三焦，合称六腑。六腑属阳。总其生理功能为受纳并熟腐水谷，输出化物，疏通水道，传导糟粕，以及盛精汁等。

一、胆

胆附于肝，居于胁下，与肝相通，内盛精汁。它有疏泄中焦、帮助消化的作用。胆失疏泄则可影响脾胃的正常消化。由于胆汁味苦，故胆气外溢则口苦，胆胃气逆则呕吐苦水。

二、胃

胃上端接贲门，与食道相连。胃能接受和盛纳水谷，也有腐熟消化水谷的功能。胃功能的盛衰不但影响各消化器官机能，还可由于营养的补给而影响整个脏腑功能。所以祖国医学把脾和胃代表整个消化功能去理解，认为脾胃是维持生命给养的重要器官。

胃有病时，胃气不和，就会出现食欲减退、恶心呕吐、上腹部胀满疼痛（胃脘痛）等症状。

三、小肠

小肠上端接幽门与胃相通。小肠接受胃所移下来的熟腐的水谷，进一步消化，吸收其精华，分别清浊，其糟粕则送入大肠，其津液则渗入膀胱。所以，小肠清浊不分时，可以出现腹泻、小便不利等症。

四、大肠

大肠上端接阑门与小肠相通，下端为直肠。大肠接受小肠消化吸收后传送下来的糟粕，经过燥化而形成粪便。最后经肛门排出体外，完成食物在人体内消化、吸收和排泄的过程。

大肠受病时，传导失职，就会出现大便秘结、痢疾、腹泻等症。

五、膀胱

膀胱居于小腹中央部。它的功用是贮存津液和排泄小便。小便是膀胱所贮存的津液，经过气化作用，使津液之余排出体外则为小便。所以，膀胱发生病变，可以出现小便不利、尿闭、尿失禁等症。

六、三焦

三焦是脏腑的外围组织，可分为上中下三部分。膈膜以上部位为上焦，膈膜以下至脐为中焦，脐以下部位为下焦。

上焦位于胸部。包括心、肺、食道等；中焦位于腹腔上部，包括脾和胃；下焦位于小腹，包括肝、肾、膀胱等。上、中、下三焦在生理和病理上都与它所包括的脏腑有密切联系。三焦发生病变也常反映出它所包括脏腑的证候，所以习惯上，把心肺的病叫作上焦病，脾胃的病叫作中焦病，肝肾等脏器的病叫作下焦病。

肺脾肾三脏功能的正常，是维持人体水液代谢相对平衡的重要条件。但是，在水化为气，气化为水，水升清降浊的过程中，不论脾的输布，肺的肃降，肾的气化，都必须以三焦为通路。若三焦不通利，就会使水液停留，产生水肿、小便不利等症。

第三节　脏腑之间的关系

人是一个有机的整体，脏腑在人体生理活动中所起的作用虽各有特点，但它们之间又是对立统一，互相依存、密切配合的。它们之间的关系，可从生理和病理变化上反映出来。现分别把脏与腑、脏与脏、腑与腑之间的关系，择要讨论。

一、脏与脏之间的关系

脏与脏之间有相互依赖、相互促进的关系。在病理变化中，亦相互影响。如：

1. 心与脾

心主血，推动血液在经脉里运行；脾统血，统摄血液循着正常的轨道运行，而血液的来源又依靠于脾的运化水谷精微和心的化赤作用所生成。因此，在临床上，由脾虚导致心血不足而出现的食欲减退、心慌、头昏等症状，多用补脾养心的方法治疗；而脾虚不能统血发生的出血，需用补脾摄血的方法治疗。

2. 心与肾

心与肾具有阴阳上下升降的关系，就是说心阳下降与肾阳共同温暖肾阴，肾阴上济与心阴共同滋润心阳，彼此交通，互相制约，所谓"心肾相交，阴阳相济"，形成一对矛盾的统一体，在正常情况下使之保持在一个相对的平衡状态，以维持心和肾的正常生理活动。

如果肾阴不足，容易导致心阳偏亢，则成"心肾不交"之证，表现为失眠、多梦、健忘、腰酸遗精、心悸不宁等现象。若肾阳虚衰，水液不化，逆而上泛，抑遏心阳，使心阳不振，则成"水气凌心"之证，表现为心悸、气短、胸闷、水肿等。

3. 肝与脾

肝的疏泄，可以帮助脾对水谷的消磨和运化，而脾运化水谷的精微又可滋养肝血，从而保持肝脾正常功能的协调。在疾病发展过程中，如肝气郁结，则可影响脾的运化功能，而出现胁肋胀痛、性躁易怒、不欲饮食等症；如脾阳不运，则可导致肝气郁滞，而出现腹满、肠鸣、便溏、食少、胁痛等症。

4. 肝与肾

肝藏血，肾藏精。肝血依赖肾精的滋养，肾得肝血而精充，二者互相资生，故有"肝肾同源"的说法。

在病理上，肾阴亏虚可导致肝阴不足，临床表现为腰痛胫酸，遗精尿黄，耳鸣咽干，头昏目眩，失眠多梦等症；肝阳上亢亦可导致肾阴不足，临床表现为头昏目赤，性躁易怒，失眠遗精，咽干尿黄等症。

5. 脾与肺

脾有助肺益气的作用，肺有助脾运化水湿的功能。

脾所转输的水谷精气，上输于肺，与肺吸入的大气结合变化而生成宗气。这就是脾助肺益气作用。所以临床上对肺虚的病，常用补脾的方法治疗。这在五行学说上叫作"虚则补其母"。又脾有运化水湿的功能，而肺的宣降又能通调水道，有助脾运化水湿的功能。如肺失其宣降作用，而水湿停滞于胸膈则发为痰饮之病。

6. 脾与肾

脾的运化功能，靠肾阳的温暖，肾阳足则脾阳健运；而肾精又必须靠脾胃消化吸收精微来滋养。在病理上，如肾阳衰微，脾失健运，则可出现不欲饮食，四肢厥冷，下利清谷等症；脾阳不健，无以制水，则可出现水肿，或脾气虚弱，不能化生精微以补益肾精，则肾精虚少，可出现虚劳里急，腹中痛，梦失精等症。

二、脏与腑之间的关系

脏与腑有着相互表里的关系，一脏配一腑。脏为阴，主里；腑为阳，主表。脏腑的表里由经脉来联系，脏的经脉络于腑，腑的经脉络于脏。在生理上，彼此经气相通，互相联系；在病理上又互相影响，互相转变。

脏腑的表里关系是：心与小肠相表里，肝与胆相表里，脾与胃相表里，肺与大肠相表里，肾与膀胱相表里，心包与三焦相表里。

脏腑的表里关系，对于临床诊治有一定的意义。

三、腑与腑之间的关系

六腑是传化物的器官，它们既分工又协作，共同完成饮食物的消化吸收、转输和排泄任务。如胆的疏泄作用有助于胃腑消水谷；胃受纳、熟腐水谷，下灌肠道；小肠盛受胃已熟腐的水谷进一步消化后，分清别浊；大肠传导糟粕和排便，膀胱贮存津液和排出尿液等等。三焦则有联系各部分的功能，又是水液升降排泄的主要通道。它们的关系十分密切，一腑失职或病变，都可能影响饮食物的消化、吸收和排泄。

第四节　脏腑机能活动的物质基础

人体生命活动的维持，依赖于脏腑的功能活动，而脏腑的功能活动，又必须以精、气、血、津液作为物质基础。这些物质由于脏腑的活动而不断被消耗，又不断得到补充和滋生。

一、精

精，是一种流动着的最精微细小的物质。它是构成人体组织的最基本元素。关于精的生成和作用，已在"肾藏精"一节中论述，这里不再重复。

二、气

气有两个含义：一是指人体流动的精微物质，如水谷之气，呼吸之气；一是指脏腑组织的机能活动，如脏腑之气，经络之气等，这里所讲的主要是指物质之气。

1. 元气

元气由肾精所化，肾阳蒸动肾阴而产生元气，故有"先天之气"之称。元气藏于肾，经由三焦通行全身，激发和推动五藏六腑、十二经脉的功能活动，是人体生化的原动力之一。

2. 宗气

中焦化生的水谷精气和吸入的大自然之气，在胸中气海结合，成为宗气。宗气一方面助肺的呼吸，凡语言、声音、呼吸的强弱均与宗气的盛衰有关；另一方面循行于全身经脉，推动营血的运行。以维持脏腑组织的机能活动。

3. 营气

中焦水谷化生的具有营养作用的精专部分，从胃中脘部进入肺脉，称为营气，简称为营。营气与血并行，有促进血液循环的作用，还能不断化生血液，成为血的重要组成部分。营气行于脉中，循十四经脉的道路，运行于周身上下内外各部分，以营养五脏六腑、四肢百骸。

4. 卫气

中焦水谷化生的行于脉外的慓悍部分，从上焦而先行于皮肤分肉，称为卫气，简称为卫。卫气具有慓悍滑疾之性，善于游走窜透，不受脉道所约束。它的功用，在外能温肌肉、充皮肤、养腠理、启闭汗孔、抗御外邪；在内能温养五脏六腑。

三、血

血，是在脉中循环流动、营养全身的一种赤色液体物质。

血来源于水谷的精气，通过脾胃的生化输布进入肺脉，再经由心的化赤作用则成为血，所以有"中焦受气，取汁变化而赤，是谓血"的说法。血循行于经脉之中，通过经脉的道路，内注五脏六腑，外濡皮毛筋骨，以营养全身，维持人体各组织器官的机能活动。

四、津液

津液是指人体内除血以外的一切正常的水液。

津液来源于水谷，通过脾、肺、肾、三焦等脏腑的机能活动，化生、运行并输布至全身，它出入于经脉，滋养和濡润人体脏腑组织。

津与液都是人体不可缺少的营养物质，其来源和生成大致相同，但其存在的状态有清浊稀稠的差别，分布部位也有内外的不同。即：清而稀者为津，津在表，有温润皮肤腠理的作用；浊而稠者为液，液在里，有滑利关节、濡润空窍、补益脑髓、滋养脏腑的作用。津和液虽有此种区别，然津液本属一体，故临床上常常津液并称，不予严格区别。

假使津液运行、排泄失常，便会发生水肿、痰饮等病。

第三章 经 络

　　经络学说是我国劳动人民在长期和疾病作斗争实践中总结出来的，是祖国医学理论体系之一。它与脏腑有不可分割的关系，都是研究人体生理活动、病理变化及其相互联系的一种科学。它的产生和发展与针灸疗法的产生和发展有密切关系。它不仅是针灸科的理论基础，而且能指导着中医内外各科的临床实践。

　　经络学说和针灸疗法，早在六世纪左右，便由我国传到日本，以后相继传入其他国家，经过不断的发展，现在世界上法、英、德、日、俄、印、朝、越等许多国家，都在学习和研究我国的针灸学，这充分说明了祖国医学中的经络学在世界医学上起了巨大的影响。

　　现在的针刺麻醉及新针疗法都是在经络学的基础上发展起来的，尽管当前对它的实质有待进一步研究，但是运用这一理论指导临床实践是具有其现实的意义的。

　　经络与脏腑有密切的联系，每一经络都有它络属的脏腑，经络是人体组织结构的重要组成部分。"经"有径路的含义，它属经络系统的干线；"络"有网络的含义，它纵横交错，网络全身。人是一个有机的整体，五脏六腑、四肢关节、五官九窍、皮肉筋骨等的互相联系，是通过经络来实现的。所以经络是沟通人体表里上下，联络脏腑组织和通行气血的一个循环体系，既不同于血管，又不同于神经，是祖国医学所特有的一个独特系统。

第一节　经络的内容

经络的内容包括很多，有十二经脉、奇经八脉、十二经别、十二经筋、十五别络以及孙络、浮络等。但其中最主要的是十二经脉，其次是奇经八脉中的督、任二脉，统称十四经脉，它们与医疗实践的关系最为密切。本章只简要介绍十四经脉。

一、十二经脉

（一）十二经脉的分布及表里关系

十二经脉有手三阴经，手三阳经，足三阴经，足三阳经。阴经属脏络腑，阳经属腑络脏。手三阴经分布在上肢内侧；手三阳经分布在上肢外侧。足三阳经分布在下肢外侧；足三阴经分布在下肢内侧。内外侧的前后分布次序是：太阴在前，厥阴在中，少阴在后；阳明在前，少阳在中，太阳在后（手足同，但其中足太阴脾经在内踝上八寸处，才交足厥阴肝经之前），分别构成表里关系。附表如下。

表 3-1　十二经脉在四肢的分布次序及表里关系

	分布次序	内侧（里）	外侧（表）
手	前	太阴经（肺）	阳明经（大肠）
	中	厥阴经（心包）	少阳经（三焦）
	后	少阴经（心）	太阳经（小肠）
足	前	太阴经（脾）	阳明经（胃）
	中	厥阴经（肝）	少阳经（胆）
	后	少阴经（肾）	太阳经（膀胱）

（二）十二经脉的循行

十二经脉的循行，从手太阴肺经开始，而至于足厥阴肝经；再复由足厥阴肝经交手太阴肺经，构成了一个整体的经脉循环系统。

列表示意如下：

表3-2　十二经脉循行表

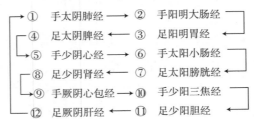

（三）十二经脉的走向规律

1. 手三阴经，从胸走手，交手三阳经；

2. 手三阳经，从手走头，交足三阳经；

3. 足三阳经，从头走足，交足三阴经；

4. 足三阴经，从足走腹，交手三阴经。

二、督、任脉

督脉循行于背脊正中线，能总督一身的阳脉，手足三阳经脉皆汇聚于督脉，故有"督为阳脉之海"的说法。

任脉循行于胸腹正中线，能总任一身的阴脉。手足三阴经脉皆汇聚于任脉，所以有"任为阴脉之海"的说法。

第二节　经络的作用

一、生理方面

经络是人体气血运行的通路。把人体脏腑、四肢、关节、筋骨、皮肉、五官等组织器官有机的联系起来，使气血周流全身，以营养各组织器官，从而维持人体正常的生理功能，并发挥其抗御外邪的作用。

二、病理方面

经络各有不同的循行途径。若因某种原因而导致经气（即经络功能）郁滞或经气不足，往往在它循行的路径或所属的脏腑反映病变出来，如齿痛多由于足阳明胃经或手阳明大肠经的经气失调所致，因二经皆循行于牙龈的部位。再如足太阳膀胱经的经气受病，可反映出头项腰背痛，这是因为足太阳膀胱经循行的部位是头项腰背。上述经络受邪可反映到相应的循行部位及其所属脏腑发生病变。同样，脏腑受病也可影响经脉，而在其所属经脉循行路径上发生疼痛或找到压痛点。如肝病见两胁痛或少腹痛，就是因为两胁与少腹是肝的经脉循行的部位。

三、诊断方面

根据各经络循行的部位，所出现的症状（疼痛、压痛、麻木等）可诊断出病在何经。如同一头痛症，前额痛属阳明经，后头痛属太阳经，两侧头痛属少阳经。又如两胁和小腹两侧疼痛，多属厥阴肝经。不同脏腑的病变，可反映在所属经络的某些穴位上，而且具有明显的压痛点。如肺部有病，有时可在肺经的中府穴或膀胱经肺俞找到压痛点。又如肝脏受病，可在肝俞穴出现压痛等。我们了解和掌握这些经络的反映现象，就有助于诊断内脏的疾病，探求疾病的本源。

四、治疗方面

针灸，就是根据某一经的病变，而在其相应的部位上取穴或针或灸，以调节经络气血的活动，从而达到治疗的目的。例如治疗头痛，除了取疼痛部位的俞穴，还须循经取穴：头痛属太阳经，则配后溪和昆仑穴；属阳明经，则配合谷和内庭穴；属少阳经，则配中渚和侠溪穴。用药也是如此：头痛属太阳经，则用羌活；属阳明经，则用白芷；属少阳经，则用柴胡。以上循经取穴，分经用药，都是经络在治疗方面的作用。

此外，如耳针、手针、电针，水罐，羊肠线埋藏法等疗法，这都是经络学说在治疗中的进一步发展。这些新的治疗方法，深受广大患者的欢迎，具有操作简单、经济方便、疗效显著等优点，我们要熟练掌握，大力推广，从而更进一步地发挥经络在治疗诊断等方面的作用。

第四章 病 因

病因就是引起疾病发生的原因。

祖国医学在长期和疾病作斗争的过程中，对病因的认识积累了丰富的经验，逐步形成了一套中医对病因认识的理论体系，并用以指导临床实践。它强调人的内在因素——正气，也不忽视外来的致病因素——邪气。在外来致病因素方面，根据其致病的特点，分为六淫（风、寒、暑、湿、燥、火），七情（喜、怒、忧、思、悲、恐、惊），以及饮食所伤等。

第一节 六 淫

风、寒、暑、湿、燥、火，是自然界六种气候。正常的称为"六气"，反常的称为"六淫"。六气的正常变化，是自然界万物发育、生长的客观条件；六气的反常变化，太过或不及，或非其时而有其气，如春天应温暖而反寒，秋天应凉而反热等，超过了人体适应的限度，或人体抵抗力低下时，就可能引起疾病。

"六淫"具体包括两个方面的内容：一是指可以引起机体发病的自然界反常气候；二是指在一定外界致病条件作用下，机体脏腑、经络功能紊乱的病理产物。因此，六淫不仅可从机体外部侵入，还可从机体内部产生。例如长期坐卧湿地，湿邪从皮表侵入，就可能患"湿痹"；而脾虚运化功能失调时，则可导致痰饮、水肿、泄泻等湿从内生病证。

六淫病邪从外来的，其发病多与季节气候有关。如春天多风病（伤风、风温等）；夏天多暑病（中暑、暑温等）；长夏（农历六月）多湿病（湿温、暑温等）；秋天多燥病（秋燥）；冬天多寒病（指外感寒邪的疾病）。这是季节性外感发病的一般规律，但是相对的而不是绝对的。

一、风

风有外风、内风之分。外风伤人，四季均可发病。如风与寒合就成风寒，与湿合就成风湿，与热合就成风热等等。它多为外感病的先导，故古代医家有"风为百病之长"的说法。内风与肝脏功能紊乱有密切关系，有热极生风的；有肾阴虚而肝阳亢，引起肝风内动的；有血虚生风的。

风邪的性能及风病的特征：

①风性开泄。风邪从口鼻或肌表侵入人体，能使皮肤腠理开泄，出现汗出、恶风或瘙痒等症。

②风性善行数变。风邪在人体所致的病证，多表现出病情急骤，变化多端，以及游走不定等特征。如风疹（荨麻疹），骤然而发，消失亦快；痹证，多为风寒湿三气合而为病，若表现为上下左右关节游走作痛，便称为"行痹"，为风邪偏胜所引起。

③风邪伤上。风为阳邪，其性上行，故风邪伤人，多先犯人体上部，而出现头痛恶风、头面微肿等症。所以有"伤于风者，上先受之"的说法。

④风性易动。其症为头昏目眩、肌肉跳动、抽搐震颤、角弓反张等，可见于中风、惊风、高血压等病。

二、寒

寒有内寒、外寒之分。外寒伤于表，有传变和转化的过程，即由表入里，由寒化热。外寒每与湿邪或风邪相兼为患，而成为寒湿或风寒证。内寒系脏腑阳气衰虚，主要是肾脏的阳气衰虚所致，由于寒从内生，故称为"内寒"。

寒邪的性质及致病特征：

①寒为阴邪，易伤阳气。所谓寒邪伤阳，是指由于外感寒邪或寒从中生，导致阳气失去了正常的温煦、温运等功能活动。如由恣食生冷而发生腹痛、腹泻、形寒肢冷等症，就是脾阳被伤，运化失职的征象。又

如脏腑的阳气受伤，不能发挥温化水津的作用，则表现为痰涎清稀，小便清长等水液清冷的征象。所以前代医家有"诸病水液，澄彻澈冷，皆属于寒"的说法。

②寒性收引凝敛、主痛。"收引"有收缩牵引的意思；"凝敛"有凝滞收敛的意思。寒性收引凝敛，是指寒邪为病，能导致腠理致密，毛孔闭塞，经脉筋肉拘急，以及气血运行不畅等方面的病理变化，而反映出以疼痛为特点的一系列征象。如寒邪留滞于躯干四肢，筋脉收引凝滞，则反映为踡卧、筋骨疼痛、屈伸不利、手足拘挛等症；寒邪侵犯脏腑为病，经脉气血凝滞不行，则反映为胸痛、胃痛、腹痛等症。

三、暑

暑是夏天的主气，由火热之气所化。暑邪具有明显的季节性，夏季的热病，多为暑病。暑病轻的为"伤暑"，症见多汗、身热、口渴、心烦、头痛等；重的为"中暑"，症见突然昏倒，不省人事，身热汗闭等。

暑邪的性能及暑病的特征：

①暑为阳邪，病多热象，主升主散。故暑邪伤人，症见腠理开而多汗，以及身热、口渴、心烦、脉数等。

②暑邪易耗气伤津。暑天多汗，本是人体适应外界高温环境的生理现象。唯开泄太过，汗出过多，就会耗气伤津，形成气阴两伤，症见少气无力、身热、口干舌燥等。

③暑病多夹湿。暑夏季节，湿气多盛；夏天炎热，恣食生冷，则易伤脾阳，致脾失健运，湿从内生。故暑病多夹湿邪，其见症为胸闷、呕吐、泄泻、倦怠身重、不思饮食等。

四、湿

湿有外湿、内湿之分。外湿为病与季节气候环境有关，如阴雨连绵，或久居潮湿雾露之处，均属感受湿邪。湿属长夏主气，故湿病又多发于长夏。外湿侵犯人体，浅则伤人皮肉筋脉，或流注于关节；深则入于脏腑。内湿的形成，与脾密切相关。由于脾阳虚，健运功能失常，致津液不得散布，反聚而成湿。

湿邪的性能及湿病的特征：

①湿为阴邪，易伤脾阳。脾赖阳气以健运，脾为湿困，阳气受伤，健运失司，致水湿停聚，故症见胸闷、脘腹胀满、恶心呕吐、泄泻或水肿、小便不利等。所以有"诸湿肿满，皆属于脾"的说法。

②湿性重浊。湿性沉重，所以湿邪致病，常有头痛如裹，周身四肢沉重困倦等；湿性秽浊，故湿邪致病，又可产生秽浊的分泌物或排泄物。如白带、尿浊、痰浊、湿疹等。

③湿性黏滞。湿性往往缠绵难愈，病程较长，与它的特性黏滞有关。如外感温热病夹湿的，就比单纯的外感温热病的病程长；风、寒、湿三气所致的痹证，偏于湿胜的，疼痛固定在一定的部位不移，称为"着痹"，这与湿邪黏滞留着的特性又是密切相关的。

此外，湿邪若与热相兼，湿热郁蒸于里，可引起黄疸病。湿热浸淫于肤表，又可发生疥癣疮疹。

五、燥

燥也有内燥、外燥之分。外界燥邪侵犯机体而引起燥证，称为外燥，外燥证多见于气候干燥的秋季，故又称为"秋燥"。内燥是由于津液或血液内伤，营养脏腑的物质基础不足，如吐泻、失血、高烧，以及汗出过多等，都能损伤津液而成为内燥。

燥邪的性能及燥病的特征：

①燥胜则干。无论外燥或内燥，都能表现出体表肌肤和体内脏腑缺乏水分、干枯不润的症状，如皮肤干燥、毛发干枯、鼻咽干燥、大便干结等。

②燥邪易伤肺。肺为娇脏，外合皮毛，故外感燥邪最易伤肺而反映出肺的症状，如干咳无痰，或痰中带血，以及鼻咽干燥、大便干结等。

六、火（热）

火与热同属一气，"热为火之渐，火为热之极"，二者仅程度上的不同，故火热经常并称。

火、热邪气有外感与内生之分。直接侵入人体而为病的属于外感，如外感温热病，以及火疮、火疖等；由于情志活动异常，气机不畅，郁而化火，以及精、血、津液耗损，从而形成阴虚火旺的皆属内生，如肝郁化火（实火），肾虚火动（虚火）等。但外感与内生是相对的而不是绝对的，如外感温热病，在由表入里的传变过程中，也能引起肝胆火盛、胃热亢盛等。

火、热邪气的性能及火、热病的特征：

①火性上炎。由于火性上炎，故火、热为病，多见头面部的症状，如面红目赤、头痛头胀，咽喉或牙龈肿痛等。

②火、热易伤津液。火盛灼津，则见口干渴、喜冷饮、大便干结、小便黄短等症。

③火、热能加速血行，灼伤血络。火邪追血，使血不循经脉运行，溢于脉外而发生出血现象，如吐血、衄血、咳血，以及发斑等，这称为火炎热壅，迫血妄行。

第二节　精神因素

人的精神面貌，思想状态，对疾病的发生、发展和转归有着重要的影响。

祖国医学把七情（喜、怒、忧、思、悲、恐、惊）所伤，作为人体发病的重要原因之一。在这里我们要区分的是，在正常情况下，"七情"只是精神活动的外在表现，属于生理范围，不会使人体发生疾病；如果精神上受到某种持续的强烈的刺激，或情志一时波动过度，就会引起机体气血失调，脏腑功能活动紊乱，从而发生疾病。祖国医学中所说的"七情所伤"，也就是这个意思。

由于情志活动失常所引起的疾病，一般有以下几种情况。

1. 思虑不当或太过

一方面可耗精伤血，形成心肾两虚，而出现健忘、失眠、心悸、头昏等症状；另一方面可导致肝脾气机郁滞，肝不疏泄，脾失健运，而出现抑郁不乐、精神不振、胸胁满闷胀痛、不思饮食等症状。

2. 素体怯弱，缺乏锻炼

精神上一时受到某种强烈的刺激，导致脏腑气血功能紊乱，可发生神志失常的疾病。如痰气郁结，而出现沉默痴呆，语无伦次，静而多喜的癫证；或痰火内扰，而出现喧嚷不宁，躁妄打骂，动而多怒的狂证。

对于精神刺激所发生的病证，既要充分研究病情，采取各种正确有效的治疗措施，更要对病人进行深入细致的心理疏导工作，解除病人一切不必要的思想顾虑。

第三节 饮食所伤

饮食是维持人体生命活动的重要物质。但事物总是一分为二的，饮食超过一定限度，在过食或吃腐败不洁饮食的条件下，它又能成为致病因素。

饮食所伤，主要包括暴饮暴食和过食肥甘辛辣厚味，以及生冷或饮食腐败不洁之物等。

1. 暴饮暴食

暴饮暴食，使胃的受纳超过了正常容量，就会影响脾胃的消化和吸收功能而成为食滞，可出现脘腹胀痛、嗳腐泛酸、恶心呕吐、泄泻等症。

2. 过食肥甘辛辣厚味

肥甘厚味，虽然补益人体，但过食就能使脾不健运，胃纳呆滞（因肥多滋腻，甘能壅满），从而聚湿生痰，出现胸脘满闷，以及痰饮上泛的眩昏等症。辛辣虽能醒脾健胃，但过食或偏嗜亦能损伤脾胃，使脾胃生理功能紊乱：饮酒过多的人易生湿热而出现嘈杂、脘闷等病症；过食辣椒的人易伤胃肠津液而出现口干、大便燥结等症。

3. 过食生冷及饮食腐败不洁之物

过食生冷，易损脾阳，而出现腹痛吐泻等症。饮食腐败不洁之物，可发生痢疾、寄生虫病，以及食物中毒等。

第四节　外　伤

外伤包括枪弹伤、烫火伤、金刃伤、机械性外力打击伤、跌仆闪挫伤等；还包括虫兽咬伤。

各种外伤的特点：损伤皮肤、肌肉、筋骨而发生流血、积瘀、肿痛，或造成骨折、关节脱臼、筋肉扭伤等。伤及内脏的可发生内脏各种严重病变。

虫兽咬伤是指被毒蛇、狂犬等动物咬伤和蜂、蝎、虫等螫伤而言。其特点是除体表局部的损伤外，往往伴有不同程度的全身中毒症状。尤以毒蛇咬伤为严重，必须及时抢救；狂犬咬伤，则可引起狂犬病。

第五章　诊　法

毛主席教导说："指挥员的正确的部署来源于正确的决心，正确的决心来源于正确的判断，正确的判断来源于周到的和必要的侦察，和对于各种侦察材料的联贯起来的思索。"祖国医学的四诊，就是为正确诊断疾病而对病情进行系统周密的调查研究的方法，即通过我们感官的望、闻、问、切来收集疾病各方面的现象（证候）以获得丰富的感性资料，为上升理性认识并指导临床实践提供可靠的依据。所以四诊是祖国医学辨证施治过程中必不可少的最基本的重要一环。

毛主席教导我们："只有感觉的材料十分丰富（不是零碎不全）和合于实践（不是错觉），才能根据这样的材料造出正确的概念和理论来。"为了要收集十分丰富和合乎实际的病情资料，首先必须对病人进行全面的、认真细致的诊查，同时必须把四诊有机地结合起来，不能从某一两种方法就片面地作出诊断。

第一节　问　诊

问诊，就是医生通过向病人（或家属）询问的方式，调查病人的自觉症状、起病时间、发病原因、病情经过以及与辨证有关的情况。由于医生的客观检查不可能了解发病的全过程，而且就某种意义来说，对疾病感受最深的是患者本身，特别是某种疾病的早期，患者自觉症状较多，而异常体征较少，所以历代医家都把问诊列为四诊中的极重要的内容，并且积累了许多宝贵的经验。

在问诊过程中，医生必须严肃认真，既要耐心听取病人反映的客观实际情况，"忌带主观性、片面性和表面性"，又要抓住重点，多方启发循循善诱，以便及时全面地为正确诊断疾病收集必要的资料。

关于问诊的内容，古代医家曾概括为"十问"："一问寒热二问汗，三问头身四问便，五问饮食六胸腹，七聋八渴俱当辨，九问旧病十问因，再兼服药参机变，妇女尤必问经带，小儿当问麻疹斑。"这是临床经验的总结，现综合介绍如下。

一、问寒热

问有无恶寒发热，寒热的轻重，寒热的时间和寒热的特点等内容。

1. 恶寒发热

病人突然起病恶寒发热，多为外感表证。若恶寒重，发热轻，无汗而头身痛，口不渴，为外感风寒；若恶寒轻，发热重，口渴，脉数，为外感风热。

2. 发热不恶寒

但发热而兼口渴、汗出、苔黄和大便秘结等症，为表邪已尽，多属里有实热。

3. 恶寒不发热

但恶寒而兼四肢冷、不渴、大便稀溏等症，为阳气衰弱，多属里虚寒证。

二、问汗

问汗的有无、多少以及出汗的时间等方面。

1. 有汗无汗

辨有汗无汗，对区分外感表证的寒、热、虚、实有一定价值。如无汗而兼恶寒发热，头痛身疼，属表实证；有汗而兼发热恶风，属表虚证。

2. 大汗

若汗出蒸蒸而兼壮热、烦渴、苔黄燥，为里有实热；若大汗淋漓，兼神疲气弱、肢冷脉数，多属阳虚气脱的重症。

3. 自汗

清醒时经常出汗，兼有怕冷、神疲、乏力为自汗，多属阳虚、气虚。

4. 盗汗

睡中出汗，醒即汗止，称为盗汗，多属阴虚。

三、问二便

医生诊病如不能直接看到病人的大小便时，往往通过问诊进行判断。

1. 大便

问大便包括形状、次数、颜色、气味及病人排便的感觉等方面。

（1）秘结：若便秘伴有腹胀痛，苔黄厚，脉实，或发热等症，多属大肠实热；若便秘而腹部无痛苦，多属大肠津亏的虚证。

（2）稀薄：大便泻下，其气腥臭，腹痛喜按，或泻下清冷，或完谷不化，多属寒证；泻下如喷射状，肛门有灼热感，其气酸臭，多属热证。

（3）若便红白冻子，里急后重，为痢疾。大便后带有鲜血，不与粪便相合，多为痔疮。大便色黑如糊状（柏油样）为瘀血。

2. 小便

问小便包括颜色、次数、多少及病人排尿时的感觉等方面。

（1）黄短：即色黄量少，为热证。黄短而浑浊，或如米泔汁，为兼有湿邪；黄短而伴有尿频、尿急、尿痛，尿时有艰涩不利或有灼热感等症，为湿热淋证。

（2）清长：即色清量多，为寒证。尿多而口渴多饮，身体逐渐消瘦，为消渴病。

（3）遗闭：小便清长而频数，或余沥不尽，或小便自遗，多属气虚，或肾气不固；小便点滴而出，甚至点滴不通，多属肾气衰竭或中毒所致。

此外，问二便时要注意饮水、食物等影响，如吃猪血大便色黑，服某些药物小便色黄等，应加以鉴别。

四、问饮食口味

问饮食口味主要包括食欲、食量、食后反应、口渴及口味等方面。

1. 食欲

不欲饮食而见形瘦气弱，大便稀薄等症，多属脾胃虚弱；恶食而见腹胀、嗳腐吞酸，或大便不通等症，多属胃肠积滞；多食易饥，形体反瘦，为胃火炽盛。

2. 食后反应

食后腹胀满，多由于脾虚不能健运；或兼有胸闷胁痛，则属肝郁脾虚。又有胃痛得食而痛减，多属虚证；食后疼痛加剧，多属实证。

3. 口渴

口渴喜饮，多属热证；不渴或渴欲热饮不多，多属寒证或痰饮；大渴引饮，多属热盛伤津。

4. 口味

口苦多属热证，常见于胆热气溢；口中甜而黏腻，多属脾胃湿热；口酸多属肝热；口淡无味，多属脾虚。

五、问妇科病

妇女有经、带、胎、产的特有病候，即使一般疾病，也要注意到这几方面的询问。

1. 月经

问经期、经量、经色和有无疼痛等方面。

经期提前，量多色红，多属血热；经期后延，量少色淡，多属虚寒。经前小腹胀痛拒按，经来有血块，多属气滞血瘀；经净小腹隐痛喜按，不胀满，多属血虚。

月经淋漓不断，为经漏；大下不止的是血崩。

2. 白带

问色、量、质地和气味等方面。

白带多与脾湿有关。色白质稀量多而气腥的，多属虚寒；色黄质稠而臭秽的，多属湿热。

3. 胎

生育年龄的已婚妇女，平时月经正常，突然停经，并有呕吐、择食、脉滑等症，首先要考虑到怀孕的可能。孕后出现小腹痛，阴道出血，是流产的先兆。

4. 产

产后须问有无恶寒发热、腹痛以及恶露等方面。

若恶寒发热，头身痛，多是外感；若高热寒战，恶露臭秽，多是产褥热；恶露不净而腹痛拒按，为有瘀血。

六、问儿科病

儿科病须详细询问其家属。除上述问诊内容外，还要询问出生前后（包括孕期和产育期）的情况，以及父母兄弟的健康情况；是否患过麻疹、水痘，作过何种防疫措施；已否断乳，学行学语的迟早等。再结合其他各诊，作出正确诊断。

第二节　望　诊

望诊是医生运用视觉，观察病人的神气、面色、形态、舌和舌苔，以及全身体表各部分出现的异常情况，来判断疾病的一种诊察法。

人是有机的整体，人体外部与五脏六腑有密切关系，体内有了病变，一般都会相应地在体表反映出来，我们通过对体表现象的观察、分析、研究，便能进一步掌握内脏病变的实质。

一、神气

神气是指人体脏腑气血和精神活动总的表现。包括精神、意识、思维及反映机体生命活动的有关现象。望神气可以从总的方面判断病人正气的盛衰和病情的轻重。一般来说，病人精神较好，目有光彩，神志清楚，而且语言清晰，声音宏亮，呼吸平静，是表示正气未伤或损伤亦较轻，病情多不严重；反之，若精神萎靡，目无光彩，表情淡漠，并且语声细弱，呼吸气短，甚至神志昏迷等，则表示正气损伤较重。

二、面色

由疾病而引起的肤色变化，可表现于全身，也可出现于局部，一般以望面部的色泽为主。

正常面部色泽微黄而红润，由于体质差异或气候、情绪、工作条件等变化，也可出现稍黑或稍白等生理范围内的变化，不能作病色看待。患病后面部色泽常见有如下变化。

1. 白色

面色苍白，多属虚寒证，是正气不足、气血虚弱的表现。

2. 黄色

多属湿证、虚证。巩膜、面部或全身发黄，为黄疸。若面色黄而无光泽，称为萎黄，多是脾胃虚弱或血虚等证。

3. 红色

多属热证。面红赤而兼发热的，多为实热证；两颧潮红，多为阴虚火旺之象。

4. 青色

多属寒证、痛证或为小儿肝风内动的表现。如心阳不足，推动无力，气滞血瘀，则口唇、指甲青紫；小儿面色青，为肝风内动、抽搐的先兆。

5. 晦黑色

多属寒证、虚证，如由肾阳不足、阴寒凝聚所致的痰饮证等。

三、五官

1. 眼

白眼球黄染为黄疸；全目红肿，多属肝经风热；眼睑淡白，多是血虚；目下如卧蚕，可能是水肿早期；两目上窜、直视或不自主转动，多属肝风重症。

2. 鼻

鼻流清涕，兼头痛恶寒的，多是外感；鼻头色红生粉刺的，名酒渣鼻，多属肺热；鼻翼煽动，呼吸困难，多见于肺热极盛或肺气将绝等重症。

3. 耳

耳轮干枯焦黑，多是肾阴亏耗；耳内流脓，多属肝胆湿热；小儿耳根部冷及耳背有红丝样的脉络，伴有眼泪汪汪等症，多是麻疹先兆。

4. 唇口

唇色深红而干；多属实热证；口唇苍白，多是血虚；唇色紫绀，多是寒凝血瘀；唇口糜烂；多是脾胃有热，或消化不良；唇燥裂，多是燥热伤津。

5. 牙龈

牙龈淡白是血虚；牙龈红肿出血疼痛是胃火盛；微痛，或不痛而出血是肾火上炎或血液病；牙龈蚀烂、牙齿脱落是牙疳。

6. 咽喉

咽喉红，或兼肿痛，为肺胃有热；若红肿痛而有黄白点膜或溃烂的，为肺胃热盛。咽喉部有灰白色假膜，很快扩大，不易剥离，剥离则出血，随即复生的，是为白喉。

四、望舌

望舌是望诊中的重要一环，也是中医诊断疾病的重要依据之一。祖国医学对舌的望诊积累了丰富的经验。

1. 舌的生理

（1）舌质与舌苔的概念：舌质即舌体，由肌肉、脉络等组成。其色淡红润泽，不胖不瘦，活动自如，为脏腑气血所荣；舌苔为被盖在舌体表面的一层苔状物，其状薄白润泽，不滑不燥，由胃气所生。

（2）舌的分部：古代医家在长期实践中发现舌面的一定部位往往反映一定脏腑的特殊变化，并对舌进行划区分部，说明其与脏腑特殊联系。如舌的尖部属心肺，舌的根部属肾，舌的中部属脾胃，舌的边部属肝胆。临床上以舌的分部来诊察脏腑病变，具有一定的参考价值（见图5-1）。

2. 舌诊的内容

舌诊主要是观察舌质（体）和舌苔的变化，包括舌的形态、颜色。舌质、舌苔的基本变化有如下内容。

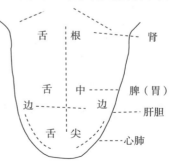

图5-1　舌诊脏腑部位分布

（1）舌质（体）

①舌色

淡：舌色淡于正常。主虚证、寒证。若舌色淡白而舌体与正常大小相似，或稍小于正常，舌面虽润，但不多津，多属气血两虚。若淡白而舌体胖嫩，湿润多津，舌边有齿印，多属阳虚寒湿内滞。

红：舌色深于正常。主热证。多见于急性热病。若舌尖红赤，是心火上炎；舌红少苔，是阴虚火旺。

绛：即深红色。在温热病中，舌绛显示热入营血。绛舌见于杂病中，多属阴虚火炽的重症。

紫：舌色紫暗，有寒热之分。色深紫而干枯，舌体胀大，多属热毒内蕴；色淡紫而滑润，多属寒证；舌色紫暗或边尖有紫斑瘀点，多是瘀血。

②舌形

裂纹：舌面有裂纹，在热性病中多属热盛津伤；舌色淡嫩而有裂纹，多属阴血亏虚。若平素舌有裂纹而无其他症状的，不作病论。

胖大：舌体胀大满口，色红或紫暗，是热毒内盛；舌体胖嫩有齿印，多属脾虚寒湿。

瘦薄：舌体瘦薄，淡红而嫩，是心脾两虚，气血不足；舌体瘦薄，色绛而干，是阴虚热盛，津液受伤。可见于温病后期或消耗性疾病。

强硬：舌体强硬，高热神昏，是热入心包，热毒壅盛；舌体强硬，或偏歪，兼有半身不遂、口眼㖞斜等症，多属中风。

（2）舌苔

①苔色

白：主寒、主湿。外感病多属风寒在表。但因舌苔的润燥、舌质的红淡，和兼症的不同，而有寒热虚实之分。

黄：主热邪。在外感病多属邪已化热；在其他病则为脏腑有热。若见黄燥而生芒刺，是热极津枯。

灰：若灰而滑润，多是阳虚重症；灰而干燥，多属燥热伤津的重症。

黑：黑而滑润，是阳虚寒湿，黑而干燥，是热极津枯的危候。

②苔质

厚薄：在热性病中显示疾病的表里深浅。薄苔多是疾病初起。病邪在表，病情轻浅；病邪入里，病机转深，病情进展，则舌苔变厚。其他如肠胃积滞，痰湿内阻的病证，也多厚苔。

润燥：可以反映体内津液的情况。在热性病中，舌苔干燥，甚至出现裂纹、芒刺，是热盛津伤的标志；舌苔滑润，则津液未伤。

腐腻：腐苔像豆腐渣堆在舌面，质松而厚，刮之可去，多属肠胃宿食积滞的反映；腻苔，表面有黏液，刮之不去，多属痰湿内阻的征象。

以上分别说明了舌质、舌苔的基本变化及其主病。而在病人身上，舌质和舌苔的变化是密切联系的，所以必须把舌质和舌苔结合起来分析。一般来说，舌质和舌苔的变化是相一致的，其主病也就是两者的综合，如舌红苔黄厚燥，都属里实热的征象。

3. 舌诊的注意事项

（1）注意光线：舌诊一般宜在白天，并尽可能选择充足的光线和避免有色的门窗。晚间在灯光下往往看不出黄色舌苔及淡色舌质，这也是应该知道的。

（2）饮食及染苔：饮食往往可以改变舌苔的形态、颜色和干湿度等。由于饮食的摩擦，可能使厚苔变薄，饮食后可能使舌苔变湿润，高温和刺激性食物，可以使舌质的颜色变深，如淡红变鲜红等。

某些食物和药物，可以使舌苔染上颜色，而掩盖了原有的苔色，称为"染苔"。如乌梅、橄榄、石榴等能使舌苔染黑，黄连、枇杷、维生素 B_2 等能使舌苔染黄。这些假象，舌诊时必须加以注意。

（3）伸舌姿势：舌自然地伸出口外，一般呈扁平形。若舌体紧张，呈圆柱形，则可使舌质的颜色加深。

五、斑疹、白㾦

斑、疹、白㾦都是表现在皮肤上的病变，是疾病过程中的一个证候。

1. 斑

斑多色红，压之不退，点大成片，平铺于皮下，摸之不碍手。一般多属热入营血，络脉受损，迫血妄行的征象；但也有斑色淡红或紫暗，出没无常，伴有形寒气弱的，多属虚寒，即所谓气不摄血所致。

临床上辨证，以色红润泽，斑出而神志清醒为顺；若斑色晦暗、干燥、神志昏迷为病重。

2. 疹

疹如小粟粒状，也有成片的，高出于皮肤表面，摸之不碍手，色红而压之退色。一般多属于风热郁于血络所致，如麻疹、风疹等。

辨疹以色红活润泽为顺；若疹色晦暗干枯，或突然隐没，神昏喘息则属疹毒内陷、热毒内盛。

3. 白痦

白痦是皮肤上出现的晶莹如粟的透明小颗粒，多由湿郁汗出不彻底所致，常见于暑湿、湿温病。部位多出现在胸腹。

观察白痦的色泽形状，有助于预后的判断。一般色如水晶，饱满者预后好；色不光泽，粒不饱满者是热伤津液；若痦色干枯，更是津液枯竭，预后不良。

第三节　闻　诊

闻诊包括听声音和嗅气味两个方面。

一、听声音

1. 语声

主要分辨语声的高低和语言是否错乱。

一般深静而不愿多说话，说话时声音细小低沉、断续无力的，多属虚证、寒证；烦躁而喜多讲话，讲话时声音宏亮的，多属实证、热证。语言错乱，若兼发热神昏，称为谵语，属热扰心神，病多急重；若不发热而自言自语，或骂詈叫号，时发时止，多是癫狂证。

2. 呼吸

主要区别呼吸的快慢、强弱和节律。

一般呼吸气粗喘促，多属热证、实证；呼吸微弱而短促，或呼多吸少，多属虚证、寒证。

二、嗅气味

1. 口

口气臭秽，多为胃热；口气酸臭，多为食积；口气腥臭，可能是肺痈；口有血腥，多为吐血先兆。

2. 鼻

鼻涕黄稠而有臭气，多属鼻渊。

3. 大小便

大便酸臭，或腐臭如坏鸡蛋，多为肠中积热或食积；大便腥臭清稀，多属寒湿。小便臭秽色黄，多属郁热内盛。

第四节　切　诊

切诊是医生用手在病人体表的一定部位进行触、摸、按、压等操作，以了解疾病的内在变化和体表反应的一种诊断方法，如诊察脉象的变化、胸腹的硬软、异常的感觉、皮肤的肿胀和手足的温凉等。一般分脉诊和触诊两个部分。

一、脉诊

（一）脉诊的部位

脉诊的部位，历来普遍选用的是寸口（即腕部桡动脉搏动处）。寸口又划分为寸、关、尺三部。正对腕后高骨（桡骨茎突）为关部，关之前为寸部，关之后为尺部。

两手寸关尺共为六部，分候脏腑之气：左手寸部候心，关部候肝，尺部候肾；右手寸部候肺，关部候脾胃，尺部候肾（见图 5-2）。这在临床上有一定参考意义，但须灵活掌握，绝不能机械硬套。

（二）脉诊的方法

脉诊时，应先让病人稍事休息，使气血比较平静。病人手掌向上平放，手与心脏要在同一水平上，使气血通畅，然后医生从外侧先用中指定关部，再用食指按寸部，无名指按尺部。如果病人臂长，三指的距离可以稍疏；臂短，则三指可以稍为靠拢。

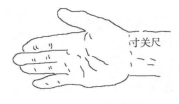

图5-2 脉诊示意图

按脉需分别动用三种不同的指力，即轻指力（浮取）、不轻不重指力（中取）、重指力（沉取），以体察脉象。一般先三指用同样的指力按三部脉搏，然后根据病情单按其中一部脉搏。如诊寸部时，微微提中指和无名指；诊关部时，微微提起食指和无名指；诊尺部时，微微提起食、中二指。

诊脉主要辨脉搏的浅深部位（浮沉），次数快慢（迟数），气势强弱（有力、无力），形态特点（如粗细、软硬）和节律的变化，以辨别疾病的表里寒热虚实。

（三）正常脉象

一般正常脉象是：不浮不沉，中取可得；不快不慢，一息四至（即医生呼吸一次，脉跳四次），或每分钟 60~80 次；不大不小，不硬不软，均匀有力。

但因年龄差异、体质胖瘦、血管位置、生理变化以及气候冷热等不同，脉象也有差别，如小儿脉多数，胖人脉稍沉，孕妇脉多滑，夏季脉稍洪，运动员脉多迟缓等，都不属于病脉。

此外，劳动后、洗澡后、饮酒后、远行、精神刺激等均可影响脉象的变化，但都是暂时性波动，稍事休息，脉象也就恢复正常。

（四）异常脉象

1. 浮脉

脉象：轻按即得，重按稍弱。

主病：表证。浮而有力为表实，无力为表虚。

机理：浮脉主表，反映病在经络肌表的部位。外邪侵袭肌表，体表的功能（卫外的阳气）和外来的致病因素斗争，脉气鼓搏于外，所以脉浮有力；若浮而无力，表明正气衰虚，鼓动力弱。

2. 沉脉

脉象：轻按不明显，重按才清楚。

主病：里证。有力为里实，无力为里虚。

机理：内脏有病，邪在里，则人体的气血集中在内部与病邪相搏，故脉沉而有力；若脏腑虚弱，气血不充，故沉而无力。

3. 迟脉

脉象：一呼一吸脉搏在三次以下（脉搏60次/分以下）。

主病：寒证。有力为寒实，无力为虚寒。

机理：寒邪凝滞，使气血的运行缓慢，故脉见迟而有力。若阳气虚弱，无力推动血液正常运行，故脉见迟而无力。

4. 数脉

脉象：一呼一吸脉搏超过五次（脉搏90次/分以上）。

主病：热证。有力为实热，无力为虚热。

机理：邪热鼓动，血行加速，故脉数有力。久病津液亏损（阴虚），阴虚生内热，脉象也数，但必细数无力。

5. 虚脉

脉象：轻按重按都无力。

主病：虚证。

机理：正气衰弱，气血不足，鼓动无力，故脉虚。

6. 实脉

脉象：轻按重按都有力。

主病：实证。

机理：正盛邪实，邪正激烈搏斗，所以脉管坚满，搏动有力。

7. 滑脉

脉象：脉来流利，如盘滚珠。

主病：痰、食滞、实热。

机理：滑为气实血涌，痰食内滞，邪气盛实，多见滑脉。孕妇气血涌盛，也多见滑脉。

8. 弦脉

脉象：硬直有力，如按琴弦。

主病：肝病、痛证、痰饮、疟疾等。

机理：肝喜舒畅，郁则气滞，疏滞障碍，导致脉气劲急，故呈弦象。痛证、痰饮等病若影响气的活动，脉气因之劲急，也可见弦象。

9. 细脉

脉象：脉细如线。

主病：阴虚、血虚。

机理：阴血虚损，不足以充盈脉管，所以脉细。

10. 结代脉

脉象：脉来徐缓，停跳无规律，为结脉；停跳有规律为代脉。

主病：心气衰弱，或气滞、血瘀、食滞等。

机理：结代脉是脉气不能连续的表现。心主血脉，心气衰弱，故脉来断续，属虚证；其他病因如气、血、食阻滞体内而影响了脉气运行，则属实脉。

（五）相兼脉象

因为疾病的情况是复杂的，所以上述病脉在临床上往往不是单独存在，而是数种脉象同时出现，因此称为相兼的脉象。这种相兼脉象的主病，一般都是各脉主病的总和。如浮与数，浮为表，数为热，合起来即主表热；又如沉滑数，沉为里，滑为痰，数为热，合起来即主里有痰热。

二、触诊

切诊除了脉诊外，尚有诊肌肤、手、足、胸、腹等，用手直接接触病人的体表或其病变部位，探测其反应情况。如或温、或凉、或硬、或软、或痛等。

1. 按肌表

主要感触全身肌表的寒热，以辨别邪正的盛衰。凡热邪盛的身多热；阳气衰的身多寒。其次，按压皮肤的肿胀，以辨别水肿和气胀。按之不能即起，留有凹痕的为水肿；按之举手即起，没有凹痕的为气胀。

2. 按手足

主要是触感四肢的寒温，以了解阳气的盛衰。例如：泄泻，脉细无力，而手足寒冷的，为阳气不足，病情较重，手足温暖的，为阳气未衰，病情较轻；小儿高热，指尖冷的，要预防抽搐。

3. 按脘腹

脘腹部胀痛，按之硬痛的为实证；按之软而不痛的为虚证。

4. 按俞穴

按俞穴可以诊断脏腑的疾病。如胃痛常在胃俞、脾俞有压痛；肠痈常在阑尾穴有压痛等。

第五章 诊 法

第六章 辨 证

第一节 八纲辨证

辨证是中医认识疾病的基本方法，也是分析、判断疾病的过程。"证"是疾病的证候，即人体得病以后邪正斗争的病理表现。根据四诊所获的客观资料（病史、证候），运用祖国医学的理论进行分析、归纳，以判断疾病的病因、性质和部位，作出明确的诊断，从而为治疗提供可靠的依据，这就是祖国医学"辨证"的含义。

八纲是中医最基本的辨证纲领。八纲即表、里、寒、热、虚、实、阴、阳，它概括了病变的部位、疾病的性质、邪正的盛衰等辨证的基本内容。任何一个疾病，从部位来说，不是在表便是在里；从性质来说，不是寒便是热；从邪正的盛衰来说，不是实便是虚；从疾病总的类型来说，不是阴便是阳。所以，任何疾病都可以用八纲来辨证，任何辨证都必须以八纲为基础。

八纲中阴阳两纲是总纲，它可以概括其他六纲，即表、热、实属阳，里、寒、虚属阴。

一、表里

表里是用以概括和辨别病变部位和病势趋向的两个纲领。

人体的皮毛、经络在外，属表；五脏六腑在内，属里。外表有病属表证，多是病势初起，一般比较轻浅；脏腑受病属里证，都是病邪深入，一般比较深重。

表证是指外感六淫邪气侵犯体表所致的病变和证候；里证是指外邪

由表入里，波及脏腑，使脏腑功能紊乱所产生的病变和证候。

在外感疾病中，由于病变部位的不同和病邪的转化等因素，表证和里证的临床表现各具有一定的特点。一般来说，表证表现为恶寒、发热、头痛、身痛、鼻塞、舌苔薄白、脉浮等外感初期症状；里证表现为邪气内传，病及脏腑而产生的壮热或潮热、神昏烦躁、口渴、腹痛、大便秘结或泄泻、小便黄短或不利、舌苔黄干、脉沉数等症状。

辨别表证和里证不但要从病变的部位来划分，更重要的是从证候特点加以区别。辨外感热病的表里证，要辨清发热是否伴有恶寒（有所谓"有一分恶寒即有一分表证"之说），舌质是淡红是深红，舌苔是白是黄，脉象是浮是沉。一般以发热恶寒，舌淡红，苔薄白，脉浮，属表证；发热不恶寒，舌红苔黄，脉沉，属里证。

此外，还有外邪既不能完全入里，正气又不能驱邪完全出表，而介于表里之间的病变，表现有寒热往来、胸胁苦满、心烦喜呕、不欲饮食、口苦、咽干、目眩等证候，称为半表半里证。

二、寒热

寒热是用以概括和辨别疾病性质的两个纲领。

辨别疾病性质的属寒、属热，是治疗时用温（热）药或凉（寒）药的依据。

寒证是感受寒邪或机体的功能代谢活动衰退（阳虚）所产生的病变和证候；热证是感受热邪或机体的功能代谢活动亢盛（阳盛）所产生的病变和证候。

由于寒证与热证的性质根本相反，因此，它们所表现的征象也完全不同。临床上多从综合病人的面色变化、四肢冷暖、寒热、渴否、舌苔、脉象等方面来加以辨别。列表如下。

表6-1　寒证、热证鉴别表

寒　热	鉴别要点							
	面色	四肢冷热	寒热	渴否	大便	小便	舌苔	脉象
寒证	苍白	四肢清凉	怕冷	不渴或热饮不多	稀溏	清长	舌淡苔白润	迟
热证	红赤	四肢燥热	发热	口渴喜冷饮	秘结	短赤	舌红苔黄干	数

三、虚实

虚实是用以概括和辨别正气强弱和邪气盛衰的两个纲领。

虚是指正气虚，即机体生理功能减退，抵抗力不足；实是指邪气盛，即侵入机体的外邪过盛，或脏腑的阴阳偏盛，或脏腑功能代谢障碍而导致体内停聚有形之邪（如痰、水、血瘀和食积等）。

辨别疾病的属虚属实，是治疗时确定补正或祛邪的依据。

一般说来，虚证是指正气虚弱、邪气不盛的病变和证候；实证是指邪气过盛、正气未衰的病变和证候。

辨别虚证和实证，主要看病人形体的壮衰、精神的好坏、声音气息的强弱、痛处的喜按与拒按，以及舌苔、脉象等方面。实证多反映出有余、壅塞的征象，虚证多反映出不足、滑泄的征象。列表如下。

表6-2　虚证、实证鉴别表

	临床症状	舌苔	脉象
虚证	面色苍白，精神萎靡，形体消瘦，身倦乏力，气弱懒言，心悸气短，失眠健忘，自汗盗汗，遗精遗尿，疼痛喜按	舌质淡嫩无苔或少苔	细弱
实证	形体壮实，精神兴奋，声高气粗，胸腹胀满，疼痛拒按，大便秘结，或里急后重，小便不通或艰涩	舌苔厚腻	大而有力

四、阴阳

阴阳是八纲辨证的总纲，它概括表里、寒热、虚实三对纲领，即表、热、实证属阳证，里、寒、虚证属阴证。同时，阴阳也从总的方面概括了疾病的属性和一定的证候范围。

（一）阴证、阳证

临床上所说的阴证、阳证，一般用以概括疾病发生发展过程中正邪力量对比和疾病性质。凡体内阳气虚衰、寒邪凝滞的疾病，就是阴证；凡体内热邪壅盛、阳气偏亢的疾病，就是阳证。

阴证、阳证的辨别，一般来说，阳证表现为兴奋、亢进、躁动、明亮的征象；阴证表现为抑郁、衰退、沉静、晦暗的征象。列表如下。

表6-3　阴证、阳证鉴别表

	临床症状	舌苔	脉象
阳证	面色通红光泽，身热烦躁，四肢温，呼吸气粗，声音高亢，口渴喜冷饮，大便秘结，小便短黄	舌红苔黄燥	洪、滑、数、有力
阴证	面色苍白暗淡，身凉倦卧，四肢凉，呼吸气微，声音低弱，不渴或热饮不多，大便溏泄，小便清长	舌淡苔白滑	细、弱、迟、无力

（二）阴虚、阳虚

阴虚指阴液亏损，阳虚指阳气不足。阳虚证和阴虚证是指人体脏腑阴阳偏虚而产生的病变和证候。由于阴阳在病理方面相互消长的关系，阳虚则导致相对的阴盛，阴虚则导致相对的阳盛，所以它们除了都可以表现有"虚"的证候，阳虚还表现有寒象，阴虚还表现有热象。但与一般寒证和热证又有着本质上的区别，即阳虚概括的是虚寒证，阴虚概括的是虚热证。列表如下。

表6-4　阴虚、阳虚鉴别表

	临床症状	舌苔	脉象
阴虚	午后潮热，两颧发赤，手足心热，心烦失眠，盗汗，咽干口燥，尿短黄，大便秘结	舌红少苔	细数
阳虚	形寒肢冷，面色淡白，神疲乏力，饮食不化，自汗，口淡不渴，尿清长，大便溏泄	舌淡苔白	弱

阴虚、阳虚与脏腑是不可分割的，也就是说，不同脏腑的阳虚、阴虚还反映有一定的证候（详见脏腑辨证）。

八纲在运用于疾病的辨证过程中，虽然每一纲都包含有一定的内容、概括了一定的证候，但它们之间又是密切联系着的。如表、里与寒、热、虚、实相联系；寒、热与虚、实、表、里相联系；虚、实与表、里、寒、热相联系；阴、阳概括表、里、寒、热、虚、实等。所以，我们在运用八纲辨证时，不仅要掌握每一纲所概括的特定内容和证候，同时必须掌握它们之间相互联系而产生的综合的病变和证候。

第二节　脏腑辨证

人体是一个有机的整体，在正常情况下，每个脏腑不仅各具特有的生理功能，而且脏腑之间是相互促进、相互制约、密切联系的。所以，在病理情况下，既可以出现某一脏腑生理功能失常的病变，也可以发生脏腑之间关系失调的两脏或多脏合病的病变。

脏腑辨证是根据四诊所获得的病情资料，联系脏腑的生理功能和病理变化的规律，用八纲加以分析、归纳，并找出病变所在的脏腑，受病脏腑阴、阳、气、血的偏盛偏衰以及病变性质的寒、热、虚、实等情况，从而为治疗提供依据。

一、心与小肠病的辨证

心的主要生理功能是主血脉和神志，开窍于舌。因此心的病理变化多表现在神志和血脉等方面。

小肠有消化食物和分别清浊的作用，小肠病变主要表现在腹部和大、小便等方面的变化。

心与小肠的病症，主要有：心悸、心痛、心烦、失眠、多梦、健忘、意识模糊、神志昏迷、癫狂以及舌疮、尿血、小便淋痛等。

（一）心病的常见证型

1. 虚证

（1）心气虚、心阳虚

［证候］心悸，短气、自汗、面色㿠白，活动时加重，舌淡苔白，

脉细弱或结代，是为心气虚；若病情较重，兼见畏寒、四肢冷等症状的，则属心阳虚；心阳虚进一步发展，而见大汗淋漓、神志昏沉、四肢厥冷、口唇青紫、呼吸微弱、脉微欲绝等症，则为心阳虚脱。

〔分析〕心气虚弱，鼓动无力，故见心慌、短气、脉细弱；阳气不能上达于面，故面色㿠白；气虚卫外不固，故自汗；脉气不能连续，故见结、代脉；心阳不振，阳气不能达于肌表和四肢，则形寒肢冷；若心阳虚竭，阳不系阴，津液随阳气外泄，故大汗淋漓；心阳虚极，神无所主，故神识昏沉；四肢厥冷，口唇青紫，是阳衰致阴寒凝滞之象；而呼吸微弱，脉微欲绝，则属阳气衰竭的表现。

临床上，心气虚、心阳虚、心阳虚脱，虽各有其一定的证候，但也应看到它们之间是相互联系的，心气虚可以发展为心阳虚，心阳虚也可发展为心阳虚脱。因此，不论是辨证或治疗，既要看到其区别，也要掌握其联系。

〔治法〕补心气，温心阳，回阳固脱。

（2）心血虚、心阴虚

〔证候〕心悸，失眠、多梦、健忘、脉细，是心血虚和心阴虚共有的基本症状。若兼面色萎黄或苍白，唇舌色淡，头昏，脉细弱的，为心血虚；若兼潮热，五心烦躁，盗汗，口干咽燥，或口舌生疮，舌红少津，脉细数的，是心阴虚。

〔分析〕心主血脉、神志。心的阴血不足，心失所养则心悸；心神不宁则失眠、多梦、健忘；脉无充盈则脉细；心血虚而无以荣华于面，故见面色萎黄、唇舌色淡等症；心阴不足，故产生潮热、盗汗、口干咽燥、舌红、脉细而数等一系列阴虚内热的证候。

〔治法〕补心血，养心阴，安心神。

2. 实证

（1）心火上炎

〔证候〕舌尖红，舌体糜烂，心烦、口渴，夜寐不安，尿黄，舌苔黄，脉数。

〔分析〕心开窍于舌，心火上炎，则见舌尖红，舌体糜烂；心火内炽，故心烦、夜寐不安；热灼津液，故口渴、尿黄、苔黄、脉数均属热象。

［治法］清心降火。

（2）心血瘀阻

［证候］心痛（心前区或胸骨后刺痛、闷痛或剧痛）、心悸，时发时止，严重时可见面色青、唇甲青紫，汗自出，四肢厥冷等症，舌质暗红或有紫色瘀点，脉细涩。

［分析］心血瘀阻多由心阳不通，阴寒凝滞，导致气滞血瘀，心脉痹阻，故见心痛、心悸、唇甲青紫、脉细涩等症；阳气不能外达四肢、体表，故自汗出，四肢厥冷。

［治法］通阳化瘀。

（3）痰火扰心或痰气郁结

［证候］神志错乱，哭笑无常，狂躁妄动，甚则打人骂人，面赤气粗，口渴，尿赤，苔黄腻，脉滑数有力。

［分析］本证多由情志不遂，气机不舒，郁而化火，灼津成痰，痰与火结，内扰心神所致。痰火内扰心神则神志错乱，哭笑无常；火属阳主动，痰火内炽故见狂躁妄动，甚则打人骂人；面赤、气粗、口渴、便秘、尿黄、苔黄腻、脉滑数，均为痰火内盛之象。

狂证多属于痰火扰心，而癫证则多属于痰气郁结，表现为神志痴呆，情志淡漠，语无伦次或喃喃自语，不知饥饱，举止失常，甚则僵仆直视。痰气郁结多因精神刺激，气机不舒，影响津液运行，停聚凝结为痰，痰气郁结，扰乱心神所致。

［治法］涤痰泻火或涤痰理气。

（二）小肠病的常见证型

小肠实热

［证候］尿涩、尿痛、尿黄、尿血，心烦，口舌生疮，舌红苔黄。

［分析］小肠与心相表里。小肠实热一般多由"心热移于小肠"所致。心烦、口疮为心火偏亢之象；尿黄、尿痛等则为热邪壅塞于下的表现。

［治法］清利小肠。

表6-5　心与小肠病辨证简表

主要病症	常见证型		主要证候	舌苔	脉象	治法
心悸，心痛，心烦，失眠，多梦，意识模糊，神志昏迷，癫狂，舌疮，尿血，小便淋痛等	虚证	心气虚	心悸，短气，自汗，面色㿠白，活动时症状加重	舌淡苔白	细弱或结代	补心气
		心阳虚	上述证状兼畏寒，肢冷	同上	同上	温心阳
		心阳虚脱	大汗淋漓，神志昏沉，四肢厥冷，口唇青紫，呼吸微弱	舌淡苔白滑	脉微欲绝	回阳固脱
		心血虚	心悸，失眠，多梦，健忘，头昏，面色萎黄，唇淡	舌淡	细弱	补心血
		心阴虚	心悸，失眠，多梦，健忘，潮热盗汗，五心烦热，口干咽燥，或口舌生疮	舌红少津	细数	养心阴
	实证	心火上炎	舌体糜烂，心烦，口渴，夜寐不安，尿黄	舌尖红	数	清心降火
		心血瘀阻	心痛，心悸，时发时止，面色青色，唇甲青紫，自汗出，四肢厥冷	舌质暗红	细涩	通阳化瘀
		痰火扰心	神志错乱，哭笑无常，狂躁妄动，甚则打人骂人；或精神痴呆，情感淡漠，语无伦次	苔黄腻	滑数	涤痰泻火或涤痰理气
		小肠实热	尿涩，尿痛，尿黄，尿血，心烦，口舌生疮	舌红苔黄	数	清利小肠

二、肝与胆病的辨证

肝藏血，性喜条达，主疏泄，主筋，开窍于目，这是其主要生理功能。肝的病变多反映在血不归藏，疏泄失常，筋脉不利以及眼的疾患等方面。

胆附于肝，互为表里，所以胆病与肝多有密切联系。

肝与胆的主要病症有：中风眩晕、头痛、痉厥、耳鸣、耳聋、胁痛、疝气、吐血、衄血、惊恐、失眠、麻木、震颤以及月经不调等。

（一）肝病的常见证型

1. 虚证

（1）肝阴（血）不足

［证候］眩晕，视物不明、目干涩、夜盲，肢体麻木，月经涩少或

闭经；若由肝阴亏虚导致肝阳偏亢，则可见头胀、头痛，耳鸣，失眠，五心烦热、口干咽燥、盗汗，舌红少苔，脉弦细数等症。

［分析］肝开窍于目，肝的阴血亏虚，不能滋养头目，故有眩晕、目干涩等症；不能濡养肢体筋脉，故见肢体麻木，月经涩少等。肝阴不足，引起肝阳偏亢于上，故有头胀痛，耳鸣失眠等症；而五心烦热、口咽干燥、盗汗，舌红等则为阴虚内热之象。

［治法］滋肝养血，育阴潜阳。

2. 实证

（1）肝气郁结

［证候］神志抑郁易怒，两胁胀痛或窜痛，胸闷不舒，或咽部有梗阻感，或月经不调，或有痞块，大便不爽，舌苔薄，脉弦。

若肝气犯胃（又称肝胃不和），则见胃脘痛，嗳气，呕吐、泛酸，食欲不振等。

［分析］肝气郁结失于疏泄畅达，故抑郁易怒，胸闷不舒；肝脉布于两胁，气滞经脉，故两胁胀痛；气机滞塞不畅，在咽部则有梗阻感，在下则大便不爽；肝藏血，气郁疏泄失职，故月经不调；若气滞导致血瘀痰结，则渐成痞块；肝气犯胃，胃气失降，受纳失职，故见嗳气、呕吐诸症。

［治法］疏肝理气，或兼和胃。

（2）肝火上炎

［证候］头痛眩晕，面红目赤，急躁易怒，胁肋灼痛，耳鸣耳聋，口干口苦，尿黄便结，甚则吐血衄血，舌红苔黄，脉弦数。

［分析］火性上炎，肝火上攻于头，故头痛眩晕，面红目赤；肝火循胆经上壅于耳，故耳鸣耳聋，其特点为突然发作，鸣声如潮，按之不减；肝火内盛，气窜经脉则胁肋灼痛，影响胆气外溢则口干苦；肝火迫血上行，溢于脉外，则吐血、衄血；尿黄便结，舌红苔黄都属火热亢盛之象。

肝火上炎与肝阴虚所致的肝阳偏亢两个证型，既有联系又有区别。一般来说，肝火上炎是实证，多由气郁化火等原因所致；肝病阴虚阳亢，因其阳亢是阴虚所致，所以多属虚证。临床上则从其所表现的主要征象来划分。也就是说，主要表现为阳亢火盛的实象者，则为肝火上炎；主要表现为肝阴虚的虚象者，则为阴虚阳亢。

［治法］清肝泻火。

（3）肝风内动

［证候］眩晕，突然昏厥，震颤、抽搐，两目上窜，口眼歪斜，半身不遂，手足蠕动，肢体麻木，脉弦等，是肝风内动的基本征象。其中若是高热抽搐，两目上视，颈项强直，四肢挛急，角弓反张，舌红苔黄，脉弦数，属热极生风；若是素有眩晕、头痛、麻木，发病则突然昏倒，口眼歪斜，言语不利，半身不遂，舌质红苔腻，脉弦劲，属风痰窜络；若是眩晕，头摇，肌肉震颤，肢体麻木，或四肢挛急，或手足蠕动，舌淡，脉弦细，属血虚生风（当属虚证）。

［分析］肝风属内风，风性主动，所以肝风引起的病变一般表现为病理性的"动"的征象。反过来说，凡属机体病变而产生的病态的"动"象，一般都属于肝风的范畴，肝风内动的特点，多反映了筋脉病变的证候。因肝主筋，筋赖肝的精血营养。热极生风和血虚生风的证候虽各有特点，但都是筋脉失养反映的征象，不过是前者由热盛灼津，后者是血虚失濡罢了。唯风痰窜络，多是阴虚阳亢，或肝郁化火生风，灼伤津液成痰，痰火阻络，筋脉不利，故见口眼歪斜，言语不利，半身不遂等症。

［治法］清热熄风，平肝熄风，养血熄风。

（二）胆病的常见证型

胆郁痰扰

［证候］眩晕，胸闷呕恶，喜太息，失眠易惊，舌苔滑腻，脉弦细。

［分析］胆脉络头目，痰浊循经上扰，故见眩晕；胆为清净之府，痰浊侵扰，故失眠易惊；胆郁疏泄失常，影响胃失和降，故胸闷呕恶，喜太息；苔滑腻，脉弦细，是痰气阻遏之象。

［治法］除痰理气。

表6-6 肝与胆病辨证简表

主要病症	常见证型		主要证候		舌苔	脉象	治法
中风、眩晕、头痛，痉厥、耳鸣、耳聋，胁痛、疝气、吐血、衄血、惊恐、失眠，麻木震颤，月经不调等	虚证	肝阴（血）不足	眩晕，视物不明、目干涩、夜盲，肢体麻木，月经涩少或闭经		少苔	弦	滋肝养血
		阴虚阳亢	头胀、头痛，耳鸣，失眠，五心烦热、口干咽燥、盗汗		舌红	弦细数	育阴潜阳
	实证	肝气郁结	情志抑郁易怒，两胁胀痛或窜痛，胸闷不舒，脘腹胀痛，或咽喉有梗阻感，月经不调，或有痞块，大便不爽		苔薄	弦	疏肝理气
		肝火上炎	头痛眩晕，面红目赤，急躁易怒，胁胀灼痛，耳鸣、耳聋，口干口苦，尿黄便结，甚则吐血、衄血		舌红	弦数	清肝泻火
		肝风内动	热极生风	高热抽搐，两目上视，颈项强直，四肢挛急，角弓反张	舌红苔黄	弦数	清热熄风
			风痰窜络	眩晕，突然昏厥，震颤、抽搐，两目上窜，口眼歪斜，半身不遂，手足蠕动，肢体麻木，脉弦	素有眩晕、头痛、麻木，发病突然晕倒，口眼歪斜，言语不利，半身不遂	舌红苔腻	弦劲	平肝熄风
			血虚生风（当属虚证）		眩晕，头摇，肌肉震颤，肢体麻木，或四肢挛急，或手足蠕动	舌淡	弦细	养血熄风
		胆郁痰扰	眩晕欲呕，失眠易惊		苔滑腻	弦细	除痰理气

三、脾与胃病的辨证

脾有运化水谷精微、统摄血液和主四肢肌肉等重要生理功能。脾的病变主要反映在运化功能失常、机体营养缺乏和血不循经的出血症等方面。

胃主受纳、腐熟水谷的功能，在生理上与脾相辅相成，共为人体后天之本。在病理上也多互相影响，密切联系。

脾与胃病的主要病症有：腹泻，呕吐，胃痛，食欲不振，腹胀，肌肉消瘦，呃逆、嗳气，口臭，牙龈肿痛，水肿，痰饮，黄疸，吐血，便血，崩漏，带下，脱肛，子宫脱垂等。

（一）脾病的常见证型

1. 虚证

（1）脾气虚弱

［证候］饮食减少，食后腹胀，少气懒言，面色萎黄，形瘦体倦，大便稀，或腹隐痛喜按，或带下，舌淡苔薄白，脉虚弱。若兼有月经过多，崩漏，便血，尿血，紫斑等症，称为脾不统血；若兼有脱肛，子宫脱垂，胃下垂等病症，称为脾虚下陷（中气下陷）；若兼有全身浮肿，腰以下较重，脘腹胀满，小便不利，舌苔白滑，脉濡缓等症，称为脾虚水泛。

［分析］脾主运化，脾虚则不能健运，故有饮食减少、食后腹胀、大便稀等消化方面的症状；同时，由于脾虚不能化生精微，导致气血来源不足，故有少气懒言，面色萎黄，形瘦体倦，舌淡脉弱等全身症状；脾虚不能统血，血不循经而外溢，则发生多种出血症；脾气主升，脾虚而升举无力，则多引起内脏下垂；脾虚不能转输津液，水湿停聚体内，泛溢周身，则有浮肿、小便不利、苔白滑等症。

［治法］健脾益气，或补脾摄血，补气升提，扶脾行水。

（2）脾胃虚寒

［证候］腹满，食少，便溏，形寒怕冷，四肢不温，脘腹隐痛喜热敷，口泛清水，舌淡苔白，脉沉细等寒象。

［分析］脾赖阳气而运，故脾阳虚多有腹满，食少，便溏等脾失健运的症状；阳虚不能外达，故形寒肢冷；寒气凝滞，得热则行，故痛喜热敷；寒饮不化而上逆，故口泛清水；脉沉细是属里虚寒象。

［治法］温中健脾。

2. 实证

（1）湿邪困脾

［证候］饮食不香，脘腹饱闷，头重身困，口黏不爽，不渴，大便溏泄，或浮肿，小便不利，舌苔白腻，脉濡细。

［分析］脾主运化，转输津液。湿性黏滞重蚀。脾虚不运，津停湿生，或湿盛伤脾，运化失职，故见上述湿邪内阻，脾不健运的征象。

［治法］燥湿健脾。

（2）脾胃湿热

［证候］面目皮肤发黄，色泽鲜明，脘腹胀满，恶心呕吐，不思饮食，厌油腻，口黏而甜，身重困倦，小便短黄，大便不爽，或白带色黄量多，或皮肤痒疮、流黄水，舌苔黄腻，脉濡数。

［分析］湿热之邪郁遏中焦，影响脾胃受纳、运化失职，故有脘腹胀满、恶心呕吐、不思饮食等症；湿热上泛，故口黏而甜、恶油腻；若湿热郁蒸，导致胆汁不行常道而泛溢肌肤，则面目发黄，是为黄疸；若湿热下注，则为带下黄浊；湿热侵淫肌肤，则生湿疹痒疮流黄水，舌苔黄腻、脉濡数，都是湿热的征象。

［治法］清热利湿。

（二）胃病的常见证型

1. 胃火炽盛

［证候］渴喜冷饮，消谷善饥，呕吐，口臭，牙龈肿痛或溃烂出血，大便秘结，小便短黄，舌红苔黄，脉滑数。

［分析］胃火内炽，消谷灼津，故多食易饥、渴喜冷饮；胃火上冲，胃气上逆，故有呕吐或口臭；胃的经脉上络齿龈，胃热上熏，故齿龈肿痛或溃烂出血；胃失和降，腑气不行，故大便秘结；舌红苔黄、脉浮数、尿黄短皆属热象。

［治法］清泻胃火。

2. 食滞胃脘

［证候］脘腹胀痛，嗳腐吞酸，恶食，呕吐，大便稀结或泄泻，舌苔厚腻，脉滑。

［分析］饮食积滞，腐熟无能，浊气上逆，故嗳腐吞酸、呕吐；胃浊不降，故恶食、脘腹胀满、大便秘结；若食浊下趋，传导失职则泄泻酸臭；舌苔厚腻、脉滑，是食浊内阻的征象。

［治法］消食导滞。

3. 胃阴不足

［证候］口干唇燥，饥不欲食，或干呕呃逆，胃痛嘈杂，大便干

结，舌红而干，脉细数。

［分析］胃阴不足，多由温邪久羁，热盛津伤，或胃痛日久，内热伤阴所致，皆以阴津耗伤为主。胃阴亏虚，津不上承，故口唇干燥；胃津失濡，故大便干结；胃纳失职，故饥不欲食；胃气上逆故干呕呃逆；至于胃痛嘈杂，则是余热蕴胃之象；舌红而干、脉细数，都是阴虚所致。

［治法］滋养胃阴。

表6-7 脾与胃病辨证简表

主要病症	常见证型		主要证候		舌苔	脉象	治法	
腹泻，呕吐，胃痛，食少，腹胀，形瘦，嗳气、呃逆、口臭，牙龈肿痛，水肿，痰饮，黄疸，吐血，便血，崩漏，带下，脱肛，子宫脱垂等	虚证	脾气虚弱	脾不统血脾气下陷脾虚水泛，饮食减少，食后腹胀，少气懒言，面色萎黄，形瘦体倦，大便稀薄，或腹隐痛喜按，或带下	兼月经过多，崩漏，便血，尿血，紫斑，兼脱肛，子宫脱垂，胃下垂	舌淡苔薄白（或白滑）	虚弱或濡	健脾益气	兼摄血
				兼全身浮肿，脘腹胀满，小便不利				兼升提
								兼行水
		脾胃虚寒	食少，腹满，便溏，形寒怕冷，四肢不温，脘腹隐痛喜热敷，口泛清水		舌淡苔白	沉细	温中健脾	
		胃阴不足	口干唇燥，饥不欲食或干呕呃逆，胃痛嘈杂，大便干结		舌红而干	细数	滋养胃阴	
	实证	湿邪困脾	饮食不香，脘腹饱闷，头重身困，口黏不爽，不渴，大便溏泄，或浮肿，小便不利		苔白腻	濡细	祛寒燥湿	
		脾胃湿热	面目、皮肤发黄，色泽鲜明，脘腹胀满，恶心呕吐，不思饮食，厌油腻，口黏而甜，身重困倦，小便短黄，大便不爽，或白带色黄量多，或皮肤痒疮流黄水		苔黄腻	濡数	清热利湿	
		胃火炽盛	渴喜冷饮，消谷善饥，呕吐，牙龈肿痛或溃烂出血，大便秘结，小便短黄		舌红苔黄	滑数	清泻胃火	
		食滞胃脘	脘腹胀满，嗳腐吞酸，恶食，呕吐，大便秘结或泄泻酸臭		苔厚腻	滑	消食导滞	

四、肺与大肠病的辨证

肺主气、司呼吸，肺气宣发、外合皮毛，肺主肃降、通调水道，肺开窍于鼻。肺的病理变化主要反映在呼吸的异常和水津的失调等方面，外感疾病的初期也都与肺直接相关。

大肠功能传导糟粕，大肠病主要表现大便的变化。

肺与大肠的主要病症有：感冒，咳嗽，哮喘，肺痨，肺痈，咳血，喉痛，失音，鼻渊，鼻衄，便秘，腹泻，痢疾等。

（一）肺病的常见证型

1. 虚证

（1）肺气虚弱

［证候］呼吸喘促气短，咳嗽无力，痰液清稀，面色㿠白，声弱懒言，倦怠，怕冷，自汗，舌淡苔薄白，脉虚弱。

［分析］肺主气、司呼吸，久咳伤肺，肺气虚弱，故见喘促气短，咳嗽无力，声弱懒言等症；肺气虚，宣降失司，则津液不布而生痰，故痰液清稀；肺虚卫外不固。所以怕冷、自汗，因而也容易感冒。

［治法］补益肺气。

（2）肺阴不足

［证候］干咳无痰，或痰少而稠，或痰中带血，口干咽燥，喉痒音哑，颧红，潮热、盗汗，手足心热，舌红少津，脉细数。

［分析］燥热伤肺，或久咳耗津，肺阴不足，肺失宣降，故干咳无痰或少痰；虚火伤肺络则咳血；津亏不能上润，故口干咽燥，喉痒音哑；颧红，潮热、盗汗，手足心热，舌红少苔，脉细数，均属阴虚内热之象。

［治法］滋阴润肺。

2. 实证

（1）风寒束肺

［证候］咳嗽痰稀白，鼻塞涕流，恶寒发热，头痛身疼，无汗不渴，舌苔薄白，脉浮紧。

［分析］肺合皮毛，开窍于鼻，风寒袭表，肺失宣降，故咳嗽痰稀，鼻塞流涕；风寒侵于肌表，邪正相争则恶寒发热；营卫之气运行不利，则头痛身疼；腠理闭塞则无汗，舌苔薄白，脉浮紧，为外感风寒之象。

［治法］祛风散寒，止咳化痰。

（2）痰热壅肺

［证候］咳嗽，喘气，唾黄稠痰或黄色脓痰，或咳唾脓血腥臭。胸痛，身热，口干或渴，小便黄，大便秘，舌红苔黄腻，脉滑数。

［分析］风热犯肺，或风寒郁而化热，灼津成痰，致热壅痰阻，肺失宣降，故见咳嗽痰黄、胸痛等症。身热，口渴，便结，尿黄是热盛之象，若见咳唾脓血腥臭，是热壅血瘀，气血腐败所致，是为肺痈。苔黄腻，脉滑数都属痰热之象。

风热犯肺，虽然可以发展为痰热壅肺的病证，但它们之间又有区别：前者偏于风热外感，表证较重；后者重在痰热内盛，多见里证。

［治法］清化热痰。

（二）大肠病的常见证型

1. 大肠湿热

［证候］腹痛，里急后重，下痢脓血，或大便泄泻稀黄水，肛门灼热，小便短赤，舌苔黄腻，脉滑数。

［分析］湿热积滞肠中，气滞不利，故腹痛、里急后重；湿热熏灼气血，变成脓血，故下痢赤白；若湿热下趋，传导失职，则泄泻稀黄水；小便赤短、苔黄腻、脉滑数是湿热的征象。

［治法］清热燥湿，调气和血；或兼利湿。

2. 大肠津亏

［证候］大便干燥秘结，甚则如羊粪，难于排出，或兼口咽干燥，舌红少津等症。

［分析］大肠津液亏耗，传导艰难，故粪燥便秘，其特点是腹无所苦，这是与实热便秘必兼腹胀痛等症的区别点，津枯便秘多见于老年人、产后以及热性病后期的病人。

［治法］润肠通便。

表6-8　肺与大肠病辨证简表

主要病症	常见证型		主要证候	舌苔	脉象	治法
感冒，咳嗽，哮喘，肺痨，肺痈，失音，鼻渊，鼻衄，便秘，腹泻，痢疾等	虚证	肺气虚弱	呼吸喘促气短，咳嗽无力，痰液清稀，面色㿠白，声弱懒言，倦怠，怕冷，自汗	舌淡苔薄白	虚弱	补益肺气
		肺阴不足	干咳无痰，或痰少而稠，或痰中带血，口干咽燥，喉痒音哑，颧红，潮热、盗汗，手足心热	舌红少津	细数	滋阴润肺
		大肠津亏	大便干燥秘结，甚则如羊粪，难于排出，或兼口干咽燥	舌红少津	细数	润肠通便
	实证	风寒束肺	咳嗽痰稀白，鼻塞涕流，恶寒发热，头痛身疼，无汗，不渴	苔白薄	浮紧	祛风散寒止咳化痰
		痰热壅肺	咳嗽，喘气，咳唾黄稠痰或黄色脓痰，或咳唾脓血腥臭，胸痛，身热，口干或渴，小便黄，大便秘	舌红苔黄腻	滑数	清化热痰
		大肠湿热	腹痛，里急后重，下痢脓血，或大便泄泻稀黄水，肛门灼热，小便短赤	苔黄腻	滑数	清热燥湿调气和血；或兼利湿

五、肾与膀胱病的辨证

肾藏精、主水、纳气，又生髓、主骨、通脑，开窍于耳及二阴，肾的病变主要反映在水液代谢失调，生长发育异常以及大小便和生殖功能的变化。肾为先天之本，只宜封藏，不便泄漏，所以肾多虚证。

膀胱与肾相表里，膀胱的主要功能是藏津液和排小便。膀胱病多表现为小便的变化。

肾与膀胱的主要病证有：发育障碍，智力迟钝，骨骼痿弱，未老先衰，头昏，耳鸣、耳聋，失眠，健忘，遗精，阳痿、早泄，不孕，脱发，腰痛，水肿，小便不利，小便淋痛，小便失禁等。

（一）肾病的常见证型

1. 肾阳虚

［证候］腰脊酸痛，形寒肢冷，面色㿠白，或阳痿早泄，滑精，性

欲减退，或尿频、遗尿、尿后余沥不尽，甚则尿失禁，舌质淡，脉沉弱。

［分析］肾主骨，腰为肾之府。肾中阳气衰弱，故见腰脊酸痛、形寒肢冷等症。肾藏精，为生殖之源，肾阳不足，振奋无力，故有阳痿、性欲减退等症。肾开窍于二阴，肾气不能固摄，故有尿频、遗尿、尿后余沥不尽等症。舌淡、脉沉弱是肾阳不足之象。

［治法］温补肾阳，或兼涩精、固脱。

2. 肾阴虚

［证候］腰脊酸痛，潮热盗汗，颧红唇赤，五心烦热，口干咽燥，头昏耳鸣，发脱齿摇，失眠健忘，遗精多梦，舌红，脉细数。

［分析］肾阴不足，阴虚生内热，故见潮热盗汗，颧红唇赤，五心烦热，口腔干燥等症；腰为肾之府，故腰脊酸痛；肾阴虚不能上荣，脑髓空虚，故发脱齿摇，失眠健忘，头昏耳鸣，甚则耳聋；虚火内扰精室，故多梦遗精，舌红脉细数，皆属阴虚内热之象。

［治法］滋补肾阴。

3. 肾不纳气

［证候］喘促日久不愈，呼多吸少，动则喘甚，气不得续，甚则汗出肢冷，形瘦神疲，舌淡，脉沉细弱。

［分析］肾主纳气，久病伤肾，肾虚气不归纳，故喘促气弱、呼多吸少、动则喘甚；肾虚阳气不能外达，则卫外不固，故自汗肢冷。

［治法］补肾纳气。

（二）膀胱病的常见证型

膀胱湿热

［证候］尿频、尿急，尿涩、尿痛，淋沥不尽，尿色混浊，小便困难，或排尿中断，或尿血，或尿出砂石，舌苔黄腻，脉滑数。

［分析］湿热蕴结膀胱，影响膀胱气化，故有尿频、尿急等一系列排尿异常的症状；湿热煎熬，沉细成石，阻塞尿道，故小便困难，或排尿中断，或尿有砂石；湿热伤及血络则尿血。苔黄腻、脉滑数，是湿热之象。

［治法］清热利湿。

表 6 - 9　肾与膀胱病辨证简表

主要病症	常见证型		主要证候	舌苔	脉象	治法
发育障碍，智力迟钝，骨骼痿弱，未老先衰，头昏、耳鸣、耳聋、失眠、健忘、遗精、阳痿、早泄、不孕、脱发、腰痛、水肿，小便不利，小便淋痛，小 便 失 禁等	虚证	肾阳虚	腰脊酸痛，形寒肢冷，面色㿠白，或阳痿早泄，滑精，性欲减退，或尿频、遗尿，尿后余沥不尽，甚则小便失禁	舌淡	沉弱	温补肾阳或兼涩精、固脱
		肾阴虚	腰脊酸痛，潮热盗汗，颧红唇赤，五心烦热，口干咽燥，头昏耳鸣，发脱齿摇，失眠健忘，遗精多梦	舌红	细数	滋补肾阴
		肾不纳气	喘促日久不愈，呼多吸少，动则喘甚，气不得续，甚则汗出肢冷，形瘦神倦	舌淡	沉细弱	补肾纳气
	实证	膀胱湿热	尿频、尿急、尿涩、尿痛、淋沥不尽，尿色混浊，小便困难，或排尿中断，或尿血，或尿出砂石	苔黄腻	滑数	清利湿热

六、两脏合病的常见证型

由于五脏在生理上不仅各具有特殊的功能，而且是互相联系着的有机整体，所以在病理上也多互相影响，一脏发生病变，常常引起另一脏同时生病，如肝脾同病、心肾同病等。在治疗上，应分清主次，两脏兼顾。

1. 心脾两虚

［证候］心悸，失眠、多梦，健忘，饮食减少，腹胀便稀，倦怠无力，面色萎黄，或皮下出血，崩漏，舌淡，脉细弱。

［分析］心脾两虚，多是脾虚运化失职，导致气血来源不足，心失濡养的病变，所以既有食少、倦怠等脾气虚的症状，又有心悸、失眠等心血不足的症状。

［治法］补益心脾。

2. 脾肺两虚

［证候］饮食减少，食后腹胀，大便稀溏，咳嗽气喘，痰多清稀。自汗倦怠，或面部、足部浮肿，舌淡苔白，脉细弱。

［分析］脾主运化水谷，肺主输布津液。脾肺病久，多互相影响，而同时出现上述肺气虚弱、脾失健运的症状。

［治法］补脾益肺。

3. 肝郁脾虚

［证候］抑郁易怒，两胁胀痛，胸脘痞满，食少腹胀，嗳气泛酸，大便时干时稀，倦怠乏力，舌苔薄白，脉弦细缓。

［分析］肝气疏泄有助于脾的运化，肝气郁结则可影响脾的运化功能，故见上述肝气郁结、脾虚失运的症状。

［治法］疏肝健脾。

4. 心肾不交

［证候］心悸，心烦，失眠，健忘，头昏，耳鸣、耳聋，遗精，盗汗，腰酸腿软，口燥咽干，舌红，脉细数。

［分析］心火下交于肾，肾水上济于心，若肾阴亏虚，不能上济，则心火偏亢，故出现上述阴虚火旺、心神不宁等症状。

［治法］滋肾宁心。

5. 肝肾阴虚

［证候］面色憔悴，头晕目干，耳鸣耳聋，五心烦热，咽干口燥，盗汗，遗精或月经不调，腰膝酸痛，舌红，脉弦细数。

［分析］肝肾同源，肝木赖肾水的滋养，肝肾阴精亏虚，故见头晕、耳鸣、腰膝酸痛、遗精等症。阴虚生内热，故见五心烦热、盗汗、舌红等症。

［治法］滋阴降火。

表6-10　两脏合病辨证简表

常见证型	主要证候	舌苔	脉象	治法
心脾两虚	心悸，失眠、多梦，健忘，饮食减少，腹胀便稀，倦怠乏力，面色萎黄，或皮下出血、崩漏	舌淡	细弱	补益心脾
脾肺两虚	饮食减少，食后胀满，大便稀溏，咳嗽气喘，痰多清稀，自汗倦怠，或面部、足部浮肿	舌淡苔白	细弱	补脾益肺
肝郁脾虚	抑郁易怒，两胁胀痛，胸脘痞满，食后腹胀，嗳气泛酸，大便时干时稀，倦怠无力	苔薄白	弦细缓	疏肝健脾
心肾不交	心悸，心烦，失眠，健忘，头昏，耳鸣、耳聋，遗精，盗汗，腰酸腿软，口燥咽干	舌红	细数	滋肾宁心
肝肾阴虚	面色憔悴，头晕目干，耳鸣耳聋，五心烦热，咽干口燥，盗汗，遗精或月经不调，腰膝酸痛	舌红	弦细数	滋阴降火

表6-11 附：五脏气、血、阴、阳虚证鉴别表

分类	共性症状	病证分类	特性症状
气虚证	气短自汗，懒言、语声低微，面色㿠白，肢体倦怠，舌质淡，苔薄白，脉弱	肺气虚	喘咳、气短为主，痰多清稀，易于感冒
		脾气虚	食少、腹满、大便稀为主，食后腹胀或内脏下垂，或失血
		心气虚	心悸、气短为主，心前区闷满或疼痛，脉结代或细弱
阳虚证	怕冷、四肢厥逆，舌质淡而嫩，脉沉弱	心阳虚	兼有心气虚的症状
		脾阳虚	兼有脾气虚的症状，以及腹中冷痛，口泛清水等
		肾阳虚	腰痛，下肢酸软发凉为主，便溏浮肿，夜尿多，阳痿，滑精，性欲减退等
血虚证	面色萎黄无血，唇舌指甲淡，毛发枯落，舌淡少苔，脉细	心血虚	心悸、烦躁为主，健忘，失眠多梦，脉细或结代
		肝血虚	眩晕、目干涩、易怒为主，肢体麻木，经少闭经，脉弦细
阴虚证	潮热盗汗，心烦，口干咽燥，颧红，舌红少津，脉细数	肺阴虚	咳呛无痰，潮热咽干为主，或咳血，喉痒声哑等
		心阴虚	心血虚症状，兼有舌干尖红，或口舌生疮
		肝阴虚	兼有肝血虚的症状
		肾阴虚	腰膝酸痛、耳鸣耳聋为主，发脱齿摇，梦遗、眩晕，健忘等
		脾阴虚	不思饮食，大便燥结或干呕呃逆

第七章　预防与治则

第一节　预　防

预防，就是采取一定的措施防止疾病的发生与发展。

祖国医学在总结古代劳动人民与疾病作斗争的经验中，就已初步认识到了预防疾病的重要意义，早在《内经》中就提出"治未病"的思想。所谓"治未病"包括未病先防和既病防变两个方面的内容。

一、未治先防

未病先防，就是在未病之前，做好各种预防工作，以防止疾病的发生。其主要内容有以下三个方面。

1. 保持精神舒畅

祖国医学认为精神情志活动与机体的生理病理变化是密切相关的。强烈的或持续时间较长的精神刺激，会引起人体阴阳失调，气血不和而发生病变；或使正气内虚，易于招致外邪而诱发疾病。所以祖国医学有"精神内守，病安从来"的记载，它强调了保持精神舒畅，对预防疾病的重要性。

2. 加强身体锻炼

祖国医学非常重视身体的锻炼。汉代医学家华佗根据"流水不腐，户枢不蠹"的道理，创造了"五禽戏"的健康运动，指出人体通过劳动可以疏利关节，促使血脉流通，以防止疾病的发生，有如流动的水不易腐败，户枢经常转动就不会被虫蛀一样。此外，像太极拳、八段锦等多种健身方法，也常被人们用以锻炼身体，增强体质，提高机体的抗病能力。其他如讲究卫生，注意饮食调节，劳逸适度以及适应四时气候变化，避免外邪侵袭等，也都是预防疾病发生的重要环节。

3. 运用药物防病

在药物防病方面，早在《素问遗篇·刺法论》中就有"小金丹"等方法预防传染病的记载。我国十六世纪或更早一些时候发明的人痘接种法，用来预防天花，是世界医学"人工免疫法"的先驱。还有苍术、雄黄等烟熏以消毒防病的方法等。新中国成立后，运用中草药防治疾病有很大的普及和发展，如板蓝根防治流行性腮腺炎，贯众、大青叶、野黄连等中草药预防"流脑"，还有用苦楝叶、号桐杆、辣蓼草灭蝇、灭蛆等，均有一定效果。

我国劳动人民在长期医疗实践中，所创造的有关预防疾病的理论和方法，对于保障人民的身体健康起了重要作用，但由于历史条件的限制，里面也夹杂一些消极养生的唯心主义的糟粕。因此我们应该取其精华、去其糟粕，并不断地吸收现代预防医学的经验和方法，为创造我国新的预防医学，为人类的保健事业作出贡献。

二、既病防变

未病先防，这是最理想的积极措施。如果已经得病，就要争取早期治疗，防止疾病的发展与传变。《素问·阴阳应象大论》说："故邪风之至，疾如风雨，故善治者治皮毛，其次治肌肤，其次治筋脉，其次治六腑，其次治五脏……"这说明外邪侵袭人体，如果不及早进行治疗，病邪就可能逐步深入，由表入里，侵犯内脏，使病情愈来愈复杂，治疗也就比较困难。因此，在防治疾病过程中，一定要掌握疾病发生发展规律及其传变途径，做到早期诊断，有效治疗，才能防其传变。如临床上根据肝病传脾的病变规律，常在治肝的同时，配合以健脾和胃的方法，就是既病防变法则的具体应用。又如清代叶天士根据温热病伤及胃阴之后，病势进一步发展必然耗及肾液的病变规律，于是在甘寒养胃阴的方药中加上一些咸寒滋肾的药物，提出"务在先安未受邪之地"的治疗原则，也是既病防变法则在临床上具有运用的范例。

第二节　治　则

治则，就是治疗疾病的基本原则。祖国医学的治疗原则是在长期临床实践中总结出来的治疗规律，对临床具体立法和处方用药，具有普遍的指导意义。治则的确定是建立在整体观念和辨证的基础上的，以四诊收集的客观资料为依据，对疾病进行全面的分析、综合与判断，从而对不同的病情而制定出各种不同的治疗原则。治疗原则与具体的治疗方法是不同的，治疗原则是指导治疗方法的，反之，治疗方法是从属于一定的治疗原则的。如汗法就要掌握因时、因地、因人制宜的原则，下法和补法，就要根据邪正盛衰，掌握祛邪和扶正的原则等等。

本章介绍的治疗原则有充分调动两个积极性，因时、因地、因人制宜，标本治法，正治与反治，扶正与祛邪，同病异治与异病同治等六个方面的内容。至于具体治疗方法，将在方剂学及有关各科内介绍。

一、充分调动两个积极性

毛主席教导我们："外因是变化的条件，内因是变化的根据，外因通过内因而起作用。"在与疾病作斗争中，医务人员必须用高度负责的职业精神，全心全意为患者服务，同时要充分调动病员的积极因素，树立战胜疾病的坚强信心。因为人的精神状态对脏腑、组织的功能和抗病能力有着显著的影响。药物疗效的大小、快慢，与病人精神状态有着极其重要的关系，只有充分调动了人的主观能动性，才能更好地发挥药物和技术的治疗作用。

二、因时、因地、因人制宜

毛主席教导我们："世界上的事情是复杂的，是由各方面的因素决定的，看问题要从各方面去看，不能只从单方面看。"疾病的发生发展是由各方面的因素决定的。如时令气候、环境条件、体质强弱等对疾病都有一定的影响。因此，在治疗疾病时，也必须考虑到不同季节、不同地区和不同体质等特点，对疾病进行全面的分析，予以区别对待，制定适宜的治疗方法，这就是因时、因地、因人制宜。

仅以感冒发热为例，在辨证时注意到季节的不同、地区的差异和体质的特点等因素，治疗中往往就有所区别。隆冬严寒，腠理致密，感冒风寒，宜用麻黄、桂枝之类辛温发汗；而盛夏严暑，腠理开泄，虽感冒风寒，多兼暑湿内闭，宜用香薷、藿香之类祛暑解表，这叫作因时制宜。西北地高气寒，外感多见风寒表证，治宜辛温解表；东南地低气温，外感多见风热表证，治宜辛凉解表；即使同属风寒外感，在寒冷地带，多使用麻黄、桂枝一类辛温药物，用量也大，而在温热地带，往往只用苏叶、荆芥一类微温药物，就能达到治疗的目的，这就叫因地制宜。人体本身又有年龄、性别和体质的不同。如老年人体质衰弱，青壮年形体壮实，小孩气血未充，妇女产后气血空虚，虽都是外感风寒，在治疗时药味的选择、药量的轻重都必须区别对待，这叫作因人制宜。

因时、因地、因人制宜这三个方面是密切联系不可分割的。因人制宜，是说在治疗时不能孤立地看待疾病，而要看到病人的整体；因时、因地制宜，是说在治疗时只注意病人的整体还不够，必须把人与自然界的关系结合起来分析。

三、标本治法

标本是一个相对的概念。以邪正来说，正气为本，邪气为标；以病因与症状来说，病因为本，症状为标；以发病的先后来说，原发病为本，继发病为标；以病变的部位来说，病在内脏为本，病在经络体表为标。在辨证时，可以通过对标本的分析、归纳，分清病症矛盾的主次关系，从而确定治疗的步骤，以指导临床实践。

1. 治病求本

治病求本，就是研究和找出疾病的本质，针对病因、病机进行治疗，解决了疾病的"本"，疾病的各种现象就随之而消失，这是治病一般都需遵循的基本原则。如风寒外感而见恶寒发热、无汗、头身痛等症状，病因风寒之邪为本，症状寒热、无汗等为标，治宜辛温解表以祛风寒，则症状随之而解。如脾阳虚而出现形寒肢冷、腹痛便溏等症状，脾阳虚是本，症状是标，治疗当温补脾阳，使脾气健运，腹痛便溏等症状

74

自然消失。

2. 标本缓急

疾病是一个复杂的矛盾变化过程，矛盾的主要方面和非主要方面互相转化着，在一定条件下，标症也可以转化为矛盾的主要方面，这时就必须按标本的轻重，确定治法的先后缓急。如脾虚肝郁，气滞血瘀，水液内聚所引起的鼓胀症（肝硬化腹水），肝脾为本，腹水为标；但当腹水已引起呼吸困难、二便不通等严重情况下，腹水成了危及生命的矛盾主要方面，必须首先利尿逐水，然后再治肝脾。又如慢性胃病的病人，当他新得了感冒病的时候，原来的"本"病已成为次要矛盾，一般先治好感冒这个"标"病，然后再治原来的本病，这就是所谓"急则治其标"的原则，它与治病求本是相辅相成的。

3. 标本兼治

由于疾病的发展过程包括着邪正标本的复杂变化，在疾病标本并重等情况下，为了提高疗效、缩短疗程，往往需要采取标本兼顾的治疗原则，但仍应分清主次，突出重点。如气虚感冒的病人，先病正气虚弱为本，后感外邪为标，单纯补气则表邪难去，专从发汗解表则更伤正气，所以多采用益气解表的标本兼顾治法。

四、正治与反治

1. 正治

又叫逆治，属一般常规的药物治疗原则，就是采用与疾病性质相反的药物来治疗，也即逆其征象而治。因为在一般情况下，疾病的现象（症状）与本质（病机）是一致的。如热炽阳明而出现大热、大渴、大汗、脉洪大等热象，治疗时就应用与其症状和病机相反的寒药以清其热。所谓"热者寒之，寒者热之，虚者补之，实者泻之"等都属于正治的范畴。

2. 反应

又叫从治，是在特殊情况下，当某些疾病的病机与症状不相一致而出现假象时，采用顺从其所表现的现象来治疗的法则。一般有以下四种。

寒因寒用：是采用寒凉药物治疗热邪郁遏在里，阳气不能外达，而反见四肢厥冷等寒象的真热假寒证。

热因热用：是用温热药物治疗阴寒内盛，阳气格拒于外，而反见肤热面赤等热象的真寒假热证。

塞因塞用：塞是闭塞的意思。对塞的症状，在一般情况下宜用"通"的方法治疗，如腹胀应当消胀，这是正治法。但如果腹胀是由于脾虚所致，则主要应当从补虚治疗，脾气健运，腹胀自消，这就叫作"塞因塞用"。

通因通用：一般对通利的症状，应用固涩的方法治疗，如腹泻应当止泻，这是正治法。但若腹泻是由于实热坚结所致，这时不仅不能止泻，反而应该用泻下法以去实热，实热一去，腹泻自止，这就叫作"通因通用"。

另外，还有一种反佐法，是当疾病出现假象，或大寒证、大热证，用药而发生格拒（对抗）时所采用的一种特殊的辅助治法。例如，病属真寒假热，投温热药物，服药后可能出现立即吐出的"格拒"现象，药物不能发挥治疗作用，在这种情况下，就可采用热药冷服或在原来的温热药中加入少许寒凉药物作为反佐；反之，对真热假寒的病，也可采用寒药热服，或在寒凉药中稍加温热药的办法。这便是所谓"药物反佐"和"服法反佐"的内容。

正治和反治都属于治病求本的范畴，前者是针对病因病机而言，后者是针对特殊疾病的症状而言，而其实质是相同的。反佐法是为达到治病求本、提高疗效而采用的特殊的辅助治法。

五、扶正与祛邪

正气与邪气是疾病矛盾斗争的两个方面。任何疾病的治疗，都离不开"祛邪"与"扶正"两个方面。在疾病过程中，根据不同情况采用"祛邪扶正"或"扶正祛邪"的不同治法，是治病必须遵循的重要原则。

邪气盛，正气未衰，治则以祛邪为主，"邪去则正自安"。

正气虚弱，邪已不盛，治则以扶正为主，正足则邪自去。

由于在疾病发生发展的过程中，正气始终是起着主导作用的，因此在攻邪的时候，必须考虑病人正气恢复的问题。攻邪虽寓有"邪去正安"的一面，但攻邪药用得太过也能伤正。扶正也要考虑邪气的去留关系，在有些情况下，扶正固可以祛邪，但扶正太急或用得不适当，也会留邪，反而影响正气的恢复，要用之恰当，才能收到预期的效果。

六、同病异治与异病同治

由于病邪性质的不同和机体反应的差异，相同的病症往往有多种不同的病机，而同一疾病发展的不同阶段，病机也会发生变化，所以同一疾病往往有多种不同的治法，这叫作同病异治。如胃脘痛，可以有肝胃不和、脾胃虚寒、痰热互结、食滞胃脘等不同的病机，治疗时就有调肝和胃、温中补虚、清热涤痰、消食导滞等不同的方法。又如麻疹初期，病邪在表，宜发表透疹；中期多为肺热壅盛，宜清热解毒；后期多是余热未尽、肺胃阴伤，宜养阴清热。

在不同的情况下，由于病邪侵犯的部位不同和脏腑功能的复杂联系等条件，相同的病因可引起不同的病症，而不同的疾病，也可出现相同的病机，所以不同的疾病又往往可以采用相同的治法，这叫作异病同治。例如上呼吸道感染和大叶性肺炎初期，都可能表现为风热外感的证候，治疗时也都采用辛凉解表法；又如久泻、久痢、脱肛、子宫脱垂等疾病，往往多是"中气不足"或"气虚下陷"所致，都可以用补中益气的方法治疗。

同病异治与异病同治，体现了祖国医学辨证论治的特点，从某种意义讲，也是辨证与辨病的结合，对于正确认识疾病和指导治疗有重要意义。

第七章　预防与治则

下篇 各科常见疾病

第一章 内科疾病

第一节 感 冒

感冒四时都可发生，但多发于冬春两季，它包括普通感冒与流行性感冒两种。普通感冒俗称伤风，流行性感冒又称时行感冒，但其症状较普通感冒严重，且有传染性。因二者症状治法均相似，故合并论述。

中医认为，感冒是由风邪侵袭人体而致病，但由于四时气候不同，风邪每挟时气侵入。又因人体体质差异，有素蕴痰湿或宿食不化者。故感冒在临床上有风寒、风热二大类型，并有挟暑、挟湿、挟痰、挟滞等各种不同证型。

1. 风寒型

[主证] 风寒重，发热轻，头痛，无汗，咳嗽稀痰，鼻塞或流清涕，喷嚏，周身骨节酸痛，脉浮紧，舌苔白薄。

[治法] 辛温解表，宣肺散寒。

[方药] 风寒重症用荆防败毒散，轻症用葱豉汤。

荆防败毒散：荆芥三钱　防风三钱　柴胡二钱　前胡三钱　羌活二钱　独活二钱　枳壳三钱　桔梗二钱　茯苓三钱　川芎二钱　甘草二钱　生姜三片。水煎温服。

葱豉汤：连须葱白根五根　淡豆豉三钱，水煎温服。

2. 风热型

[主证] 发热重，恶寒轻，有汗头痛，咽喉肿痛，口干微渴，苔微黄，脉浮数。

[治法] 辛凉解表，轻宣肺热。

[方药] 风热重症用银翘散，风热轻症用桑菊饮。

银翘散：金银花五钱　连翘五钱　竹叶一钱五分　荆芥二钱　牛子三钱　淡豆豉三钱　薄荷一钱五分　桔梗三钱　芦根五钱　生甘草二钱。水煎温服。

桑菊饮：桑叶三钱　菊花三钱　桔梗二钱　连翘三钱　杏仁三钱薄荷一钱五分　芦根五钱　甘草二钱。水煎温服。

3. 兼证

风寒风热均可兼挟湿、痰、暑、食。

挟湿：除具感冒症状外，伴有头重、身重、胸脘痞闷者，属感冒挟湿。治宜疏风散湿。方用羌活胜湿汤加减：羌活三钱　独活二钱　川芎二钱　蔓荆子三钱　防风三钱　甘草二钱。水煎温服。

挟痰：除具感冒症状外，伴有胸膺板闭，咳嗽痰多，苔腻者，属感冒挟痰，治宜疏风化痰。方用杏苏饮加减：苏叶三钱　杏仁三钱　前胡三钱　桔梗二钱　枳壳三钱　瓜蒌皮三钱　茯苓四钱　半夏三钱　陈皮三钱　甘草二钱　生姜三片。水煎温服。

挟暑：症见发热，有汗，微恶寒，口渴，四肢困倦，心烦，小便黄少，大便或泻等，脉濡，舌苔薄黄。治宜清暑解表，方用新加香薷饮加减：二花五钱　连翘五钱　香薷三钱　川朴三钱　扁豆五钱　薄荷一钱五分　六一散一两（布包煎）。水煎服。

挟食：除具上述感冒见症外，还伴有恶食，嗳腐吞酸者，属感冒挟食。治宜消食解表，可于治感冒方中酌加谷麦芽各五钱，神曲三钱，山楂三钱，莱菔子二钱。

4. 预防

感冒四时均可发生，其中"流感"有强烈的传染性，往往会造成地区性大流行，影响人体健康，因此必须贯彻"预防为主"。

（1）隔离预防　在"流感"流行期间，避免到公共场所活动，外出戴口罩。发现了病人，早期隔离，早期治疗。

（2）内服药物预防　根据当地药源情况，就地取材，可选用以下药物预防：野菊花　金银花　大青叶　板蓝根　贯众　穿心莲　鱼腥草犁头草　任选1~2种，用量各3~5钱，水煎服代茶。

（3）食醋熏蒸，室内消毒　临睡前将门窗关好，按每立方米空间用食醋 3 毫升，加水适量，小火慢蒸，使室内有轻浓酸味，连续熏蒸 3～5 天。

第二节　咳　嗽

本病分急性和慢性两种，都以咳嗽为主要证状，急性多为外感咳嗽，慢性属内伤咳嗽。外感咳嗽系由感受风寒、风热等外邪而发病，内伤咳嗽由于肺脏虚弱，或其他脏腑有病而涉及于肺引起的咳嗽，称内伤咳嗽。

1. 风寒型

［主证］咳嗽，遇寒冷刺激则咳嗽加剧，痰稀色白，鼻塞或流清涕，喉痒微恶风寒，无汗，发热不甚，舌苔白薄，脉浮紧。

［治法］疏风散寒，宣肺止咳。

［方药］小青龙汤加减：麻黄二钱　桂枝一钱　杏仁三钱　细辛五分　半夏三钱　干姜一钱　五味七分　紫菀三钱　冬花三钱　甘草二钱。

2. 风热型

［主证］咳嗽黄痰，痰稠难以咯出，口干咽痛，发热有汗，头痛。苔薄黄，脉浮数。

［治法］疏风清热，宣肺化痰。

［方药］桑菊饮加减。如口干津伤较甚者，用桑杏汤加减。

桑菊饮：桑叶三钱　菊花三钱　桔梗三钱　连翘四钱　杏仁三钱薄荷一钱五分　芦根五钱　甘草二钱　黄芩三钱　瓜蒌皮三钱。

桑杏汤：桑叶三钱　杏仁三钱　沙参四钱　栀子三钱　梨皮三钱甘草二钱。水煎服。

如热为寒郁，症见恶寒、发热、咳嗽、气喘者，用麻杏石甘汤。

麻杏石甘汤：麻黄二钱　杏仁三钱　石膏一两　甘草二钱。水煎服。

第一章　内科疾病

3. 痰湿型

［主证］咳嗽痰多，痰白而黏，胸脘作闷，口淡泛味，苔白腻，脉滑。

［治法］健脾燥湿，化痰止咳。

［方药］二陈汤加减：茯苓四钱　半夏三钱　陈皮三钱　杏仁三钱　紫菀三钱　苡米五钱　甘草二钱。水煎服。如兼胸闷甚者加厚朴三钱，苍术三钱。

4. 痰热型

［主证］咳嗽似喘，痰黏色黄，舌苔黄腻，脉滑而兼数。

［治法］清热化痰。

［方药］清金化痰汤加减：栀子三钱　黄芩三钱　桑白皮三钱　贝母三钱　桔梗三钱　瓜蒌仁三钱　甘草二钱。

第三节　哮　喘

本病的发生，多因脾虚肺有伏痰。因"脾为生痰之源，肺为贮痰之器"。脾虚则运化失职，水谷不变精微反而聚湿为痰，痰湿伏于肺经。素体阴盛者，阳气不运，停积肺经之痰多属寒痰；素体阳盛者，或者寒邪郁久化热，停积肺经之痰多属热痰。由于痰伏肺系，造成本病根深蒂固，且胶结难解，因此临床上时好时发。

一般地说，本病诱发因素有二。一为外感风寒之邪，失于表散，触动肺经伏痰，内外合邪，发而为病；二为精神情绪饮食劳倦等，皆可诱发肺经蕴伏之痰，阻塞气道，影响肺气升降，发作本病。

如病程迁延日久，不仅肺气大伤，脾气亦渐虚衰，而且影响于肾。因肾主纳气，病久肾虚失于摄纳，造成肺、脾、肾俱虚。故治宜之法，发作期时宜祛邪宣肺，豁痰利气平喘以治其标，缓解期宜视肺脾肾三经何脏虚损，分别施以补肺，健脾，益肾之法以固其本。

一、发作期

1. 风寒型

［主证］恶寒怕风，头身疼痛，鼻流清涕，无汗，呼吸急促，喉中哮鸣，痰白清稀或呈泡沫状，舌苔薄白，脉浮稍滑。

［治法］疏风散寒，宣肺平喘。

［方药］小青龙汤加味：麻黄二钱　桂枝一钱　细辛五分　半夏三钱　五味七分　干姜一钱　紫菀三钱　冬花三钱　甘草二钱。水煎服。

2. 肺热型

［主证］呼吸急促，喉中痰鸣，咳呛阵作，痰色黄稠，胸膈烦闷，咳痰不利，自汗，或有发热，渴喜冷饮，大便干结，小便黄赤，面红，舌苔黄腻，脉滑数。

［治法］清肺泻热，化痰平喘。

［方药］麻杏石甘汤：麻黄二钱　杏仁三钱　石膏一两　甘草二钱。

泻白散：桑白皮五钱　地骨皮四钱　甘草二钱　粳米一撮。

定喘汤：白果（去壳）三钱　麻黄二钱　冬花三钱　半夏三钱　桑白皮五钱　苏子三钱　杏仁三钱　黄芩三钱　甘草二钱。

注：在选用方剂时，可选用一方加减化裁，亦可数方复合运用。

3. 痰浊型

［主证］喘息气粗，痰涎量多，色白而黏，胸膺满闷，痰咯出为快，舌苔白腻，脉滑。

［治法］豁痰降气平喘。

［方药］三子汤合葶苈大枣泻肺汤加减。

三子汤：苏子三钱　白芥子三钱　莱菔子三钱。

葶苈大枣泻肺汤：炒葶苈三钱　大枣五枚。如痰多加茯苓四钱，半夏三钱或加半夏曲三钱。

二、缓解期

1. 肺虚型

[主证] 怯寒自汗，稍受风寒易诱发哮喘，发病前常有喷嚏，鼻塞或流清涕等，脉象软弱。

[治法] 补肺固表，定喘。

[方药] 加味玉屏风散：黄芪五钱　防风二钱　白术三钱　桂枝二钱　白芍三钱　五味子二钱。

2. 脾虚型

[主证] 平素咳嗽痰多，倦怠无力，食欲不振，经常腹胀，大便溏薄，食后欲泻。

[治法] 健脾益气。

[方药] 六君子汤加减：党参五钱　白术三钱　茯苓三钱　陈皮三钱　半夏三钱　神曲三钱　谷麦芽各五钱　炙甘草二钱。如腹胀甚加广香二钱，砂仁一钱五分，枳壳三钱。

预防：本病往往因饮食不节而诱发，故在饮食方面多加注意。

3. 肾虚型

[主证] 气短息促，呼多吸少，活动时尤甚，吐痰起沫，腰酸腿软。偏于阳虚者，四肢不温，怕冷，面色㿠白，小便清长，舌质淡，脉沉细无力；偏于阴虚者，手足心热，盗汗，大便结，小便淡黄，舌质嫩红，舌苔光剥，脉细数。

[治法] 偏阳虚者宜温肾纳气，偏阴虚者宜滋阴补肾。

[方药] 偏阳虚，金匮肾气汤加减：山药五钱　枣皮三钱　熟地五钱　茯苓三钱　泽泻三钱　补骨脂三钱　胡桃肉三钱　附片二钱　肉桂一钱。

偏阴虚，七味都气丸：熟地五钱　山药五钱　茯苓三钱　丹皮三钱　泽泻三钱　枣皮三钱　五味子三钱。

单方：蚯蚓剖开洗净晒干，研成细末，每次服二钱，一日两次，开水送服。

黑锡丹，每次吞服五分，一天两次，适用于肾阳虚型哮喘者。

第四节 呕吐、泄泻

急性呕吐、泄泻是夏秋季常见的胃肠道疾患，起病急骤，临床上以剧烈腹痛、呕吐、泄泻为主要症状。本病的发生，多因感受暑湿之邪，或因感受寒湿，或饮食不节过食生冷油腻等，以致损伤脾胃之气，运化失职，升降失常，水谷清浊不分而为病。邪犯胃则气逆于上而发呕吐，邪伤脾则气下陷而发泄泻，肠胃清浊之气逆乱，故见脘腹疼痛等。如吐泻频繁，则易耗阴伤阳，在临床上往往出现阳虚欲脱危重证候。

1. 食滞型（食滞肠胃，阻碍气机）

［主证］恶心嗳气，腹部胀痛，呕吐酸腐食物，腹痛，泄泻，大便酸臭，伴有不消化食物，泻后痛减，不欲食，舌苔厚腻，脉沉弦。

［治法］消食导滞。

［方药］保和丸加减：山楂三钱　神曲三钱　半夏三钱　茯苓四钱　陈皮三钱　连翘三钱　莱菔子三钱　麦芽五钱　生姜二片。水煎服。

2. 湿热型（湿热内蕴，损伤脾胃）

［主证］恶心呕吐频繁，心烦口渴，吐出物酸苦而臭，肠鸣腹痛，腹泻频作，大便如黄色水样，或带黏液和血液，气味恶臭，肛门灼热，小便短赤，或兼发热，舌苔黄厚腻，脉滑数。

［治法］清热利湿。

［方药］葛根黄芩黄连汤加减：粉葛三钱　黄芩三钱　黄连二钱　广香二钱　甘草二钱。水煎服。如发热加二花五钱，连翘三钱。烦渴加花粉三钱或芦根五钱。呕吐加竹茹三钱，半夏三钱。湿重加苍术二钱，藿香二钱。

3. 寒湿型（寒湿阻滞，脾胃受困）

［主证］脘腹胀闷，恶心呕吐，腹泻，大便清稀，小便清，身重疲倦，内兼恶寒头痛，不渴，舌苔白腻，脉浮缓或濡。

［治法］芳香化浊，散寒利湿。

［方药］藿香正气散加减：藿香三钱　苏叶三钱　白芷三钱　大腹皮三钱　茯苓三钱　白术三钱　陈皮三钱　半夏三钱　厚朴三钱　生姜

一钱。

4. 虚寒型（脾胃虚寒，中阳受损）

〔主证〕吐泻交作，大便清稀如水，腹痛喜按，面色苍白，汗出肢冷，小便清，口不渴，甚者筋脉挛急，舌淡苔白，脉微细或沉迟。

〔治法〕温中散寒，回阳救逆。

〔方药〕四逆汤加减：党参五钱　茯苓三钱　附片二钱　干姜二钱　白术四钱　炙甘草三钱。水煎服。如小腿抽搐加苡米三钱，木瓜三钱。呕吐清水者加吴萸二钱。

〔预防〕养成良好的卫生习惯，不吃不洁和腐败变质的食物，不要暴饮暴食。盛暑季节，不要贪凉过度。

第五节　胃脘痛

胃脘痛是指胃脘部发生疼痛的一种病症，它包括西医学中的急慢性胃炎，溃疡病，胃下垂，以及胃神经官能症等疾病。

本病大多发于脾胃素虚者，每因饮食失调或精神刺激而致病。病变部位虽然在胃，但与肝脾有密切关系，过饱或多食辛辣、生冷，可损伤脾胃；郁怒过度则伤肝，肝气失于疏泄，则横逆犯胃，而使胃失和降，肝失调达，胃气失和，脾运不健，以致气滞而为痛。气滞可进一步生热化火，耗伤胃阴，出现胃阴不足证候。若脾胃不健，中焦阳气不足，每致寒从内生，表现脾胃虚寒之证。如病程较久，"久痛入络"，气滞导致血瘀，则痛处固定，持续难解，甚至损伤胃络而出血。

1. 气滞型

〔主证〕胃脘胀痛，向胸胁背部放射，嗳气，反酸，食欲减退，舌苔薄白，脉弦。

〔治法〕疏肝理气，健脾和胃。

〔方药〕柴胡疏肝汤加减：柴胡二钱　香附三钱　枳壳三钱　广香三钱　陈皮三钱　砂仁二钱　甘草一钱。水煎服。如吐酸水加黄连吴萸各一钱五分。

又因病程日久，导致胃阴受损，症见胃部灼痛，嘈杂如饥，或饥而不欲食，口干，便结，舌质红少苔或光剥，脉弦细数者，用一贯煎。

一贯煎：生地三钱　沙参四钱　枸杞三钱　麦冬三钱　当归三钱川楝三钱。

2. 瘀血型

［主证］脘腹刺痛，食后加重，痛处固定不移、拒按，舌质紫暗，脉涩。

［治法］活血化瘀。

［方药］失笑散加减：五灵脂三钱　蒲黄三钱　香附三钱　青皮三钱　赤芍三钱　当归三钱　乌药三钱　延胡索三钱。水煎服。如呕血便黑者加乌贼骨五钱，血余炭三钱，白及五钱或三七末一钱吞服。

3. 脾胃虚寒型

［主证］胃脘隐痛，喜热喜按，饥时疼痛加重，得食则稍缓解，呕吐清水，脘腹部有冷感，肢冷畏寒，面色无华，神倦便溏，舌淡苔薄白，脉细弱。

［治法］温胃健脾。

［方药］黄芪建中汤合理中汤加减：黄芪四钱　桂枝一钱五分　白芍五钱　党参三钱　白术三钱　干姜二钱　炙甘草二钱　大枣四枚。如腹胀少食者，加广香二钱，砂仁二钱，枳壳三钱，陈皮三钱。

单方：青木香粉，每服五分至一钱，每日三次，有理气止痛作用。乌贝散：乌贼骨三两　贝母甘草各一两，研成细末，每服二钱，一日二次，用于胃痛吐酸或出血。

第六节　黄　疸

本病是以目黄、身黄、小便黄赤为主要症状的疾病。中医认为，本病的发生，多因饮食不慎，酒食失节，以致脾胃运化功能失常，复感时邪而发病。脾运失健，湿浊不化，湿郁生热，阻滞中焦，湿热熏蒸于肝胆，迫使胆汁外溢，浸渍皮肤而发黄。颜色鲜明如橘皮色者，称为"阳黄"。湿热之邪久困脾阳或"阳黄"迁延不愈，湿从寒化，寒湿内郁，胆汁排泄为湿所阻，外溢于皮肤而发黄，颜色晦暗如烟熏，称为"阴黄"。如病久脾气亏虚，生化之源阴血不足，肝脾两虚；或因湿热内蕴，耗伤肝阴，使病由实转虚；或虚实夹杂，因而形成慢性黄疸中各种不同证型。

在治疗上，急性黄疸型以清热解毒利湿为主，急性无黄疸型以舒肝理气利湿为主，慢性黄疸型则应根据各个阶段的临床表现分别处以疏肝理气、养肝健脾、养阴柔肝等不同治法。但由于湿热蕴结、肝脾功能失调是本病全过程的主要病理变化，因此，清热利湿和疏肝运脾就成为治疗本病的基本方法。

一、急性黄疸型

［主证］皮肤、巩膜发黄，黄色鲜明如橘皮色，腹胀胁痛，口干而苦，恶心或呕吐，厌油腻，大便干结或稀薄，小便深黄，舌苔黄腻，脉数。

［治法］清热解毒，佐以利湿。

［方药］茵陈蒿汤加味：茵陈一两　车前草一两　蒲公英　板蓝根　败酱草各五钱　栀子　大黄　胆草各三钱。如湿邪偏重，口黏，腹胀，身困，大便稀溏，上方去大黄，加茯苓五钱，苍术、厚朴、藿香各二钱。如肝区疼痛较甚者，加郁金四钱，川楝子三钱。

二、慢性黄疸型

1. 肝郁气滞型

［主证］右胁下隐痛或胀痛不适，或伴左胁隐痛，胸闷，嗳气，食欲不好，常因精神因素而加重，舌苔薄白，脉弦。

［治法］疏肝理气。

［方药］柴胡疏肝散加减：柴胡　枳壳　青皮各二钱　白芍　郁金　制香附　川楝子　延胡索各三钱。如气郁化火，口苦口干，小便黄，舌苔薄黄，舌尖红，加丹皮、栀子、胆草各三钱，白茅根一两。如因气滞而导致脉络瘀滞，肝区疼痛较甚或刺痛，加当归、五灵脂、桃仁各三钱，丹参五钱，红花二钱。

2. 肝脾两虚型

［主证］病程较久，右胁时隐痛，疲乏无力，食欲不振，时作腹胀，大便稀溏，面色不华，头昏，色淡红，苔薄白。

［治法］养肝健脾。

［方药］归芍六君子汤加减：当归　白芍　党参　白术　茯苓　丹参各三钱　柴胡　陈皮各二钱　甘草一钱。并可兼服养血疏肝丸。如脘腹胀满明显，加木香二钱，砂仁一钱，鸡内金三钱。如肝区疼痛明显者，加郁金、制香附各三钱。

中草药单方：茵陈　夏枯草　蒲公英　车前草　虎杖　白茅根　任选二种，每种一至二两，或加红枣 10 枚，煎服，每日一剂。用于急性肝炎及慢性肝炎活动期。

［针灸疗法］取穴：肝俞　胆俞　足三里　太冲。肝、脾区疼痛，加丘墟；腹胀加三阴交、气海；发热加大椎。

第七节　慢性腹泻

腹泻是指大便数次增多，粪便稀薄，不夹杂脓血，一般无里急后重症状。急性腹泻，其病理机制和治疗方法，本书"急性呕吐、泄泻"中已作了论述。慢性腹泻，属于中医"久泻"的范围。导致本病原因很多，多由脾胃虚弱，运化水谷功能减弱，使饮食物不能化为精微物质而渗泻于下；或由急性腹泻治疗不彻底转化而来。如腹泻经久不愈，或失治误治，脾肾阳气受损，或脾肾阳气素衰，则可形成虚寒性腹泻而延绵难愈。还有因精神因素使肝气不舒，影响脾的运化功能而形成肝脾不和的腹泻。

1. 脾胃虚弱型

［主证］大便时稀时泻，水谷不化，食欲不振，食后脘腹满闷不适，神疲倦怠，面色萎黄，舌质淡，苔薄白，脉虚缓无力。

［治法］补脾健胃。

［方药］参苓白术散加减：党参　白术　山药　茯苓　莲肉　扁豆六曲各三钱　陈皮　砂仁　木香　甘草各一钱。水煎服，或研成细末，

每次三至五钱，用温开水送服。如兼有畏寒、腹痛、手足欠温，加制附子二钱，干姜一钱。如脾虚夹有湿热，粪便泻下黄赤，酌加黄连一钱，黄芩三钱，厚朴二钱。

如脾肾阳气虚素，或久泻不止，脾肾阳气受损，每在黎明前脐下作痛，肠鸣即泻，完谷不化，腹部畏寒，用附子理中汤送服四神丸。

2. 肝脾不和型

[主证] 情绪激动或愤怒时，腹泻发作，腹胀腹痛，胸胁胀闷，嗳气，食少，矢气多，舌苔薄白，脉弦。

[治法] 调和肝脾。

[方药] 痛泻要方加味：白芍四钱　陈皮　防风　枳壳各二钱　白术　川楝子各三钱　木香一钱。如反复不愈，可加酸收甘缓药物，如乌梅、木瓜、甘草，并增加白芍分量。

中草药单方：石榴皮一两，煎水，加红糖适量，分二次服，用于脾胃虚弱型不夹湿热者。

五倍子研末，每次五分，米汤送下，一日三次，用虚性久泻不夹湿热者。

硫黄、赤石脂各一两，共为细末，早晚饭前各服一次，每次五分，开水送下，用于五更泻。

[针灸疗法] 取穴：天枢　气海　上巨虚。肾虚加太溪　肾俞，并可配合艾条灸或隔姜灸。

第八节　痢　疾

痢疾为常见肠道传染病，包括西医学中的急性细菌性痢疾和慢性细菌性痢疾。急性菌痢相当于中医学中"湿热痢"，如出现呕吐不能食，则称为噤口痢。慢性痢疾相当于中医学中"久痢""休息痢"。

本病一年四季均可发生，但多发于夏秋季节，可以发生流行传染。中医认为本病的致病因素，一为外感暑湿疫毒，一为饮食不节或过食生冷。外邪与食滞壅阻肠中，大肠传导功能失常，气血凝滞，湿郁热蒸，损伤肠道的脂膜和血络而下痢脓血。由于湿和热各有偏重，所以出现的症状不一致。如湿盛于热邪在气者，痢下白多红少；热盛于湿邪在血者，痢下白少红多。

如感受热毒深重，可以迅速传入营血，内陷心包，而致神昏痉厥，甚至毒邪内陷，正气不能支持，出现虚脱等危险症状。

急性痢疾如失治或误治，迁延日久，正虚邪恋，可以转为"慢性痢疾"。

1. 湿热型

[主证] 痢下脓血，赤白相杂，稠黏气臭，大便每天十多次或数十次，腹部胀痛，里急后重，肛门灼痛，口干苦而黏，或口渴，小便短赤，或恶寒发热，苔腻，脉数。

[治法] 清热化湿，调气和血。

[方药] 芍药汤加减：黄连二钱　木香一钱　黄芩　白芍　厚朴　槟榔各三钱。症状轻的，可服成药香连丸，每次一、二钱，一日三、四次。如热重于湿者，下痢脓血甚多，腹痛急迫，肛门灼痛，加白头翁五钱，黄柏二钱，秦皮、赤芍、地榆各三钱。如湿重于热者，下痢白多赤少，腹胀肛坠，身困口黏，苔白腻，脉濡数，加藿香三钱，陈皮二钱。如初起有表证者，加葛根五钱；高热者，加金银花五钱。

2. 热毒炽盛型

[主证] 发病急骤，痢下多为鲜紫色脓血，腐臭难闻，腹痛剧烈，口渴，高烧，舌苔黄，脉数。

[治法] 清热解毒。

[方药] 黄连解毒汤、白头翁汤加减：金银花、白头翁各八钱，连翘、黄柏、苦参各五钱，黄连二钱，黄芩、丹皮、赤芍各三钱。

3. 慢性痢疾

[主证] 下痢时发时止，时轻时重。发作时，腹痛，里急后重，大便带脓血，每因饮食不慎或受凉而诱发。休止时，除有一般虚弱症状外，腹泻好转，或仅大便中混有黏液白沫，但西医学中的大便镜检中仍有红细胞、脓细胞或不消化食物。

[治法] 发作期，清热化湿、健脾益气；休止期温补脾肾。

[方药] 发作期白头翁汤为主方合理中汤加减：白头翁五钱至一两

黄连二钱　黄柏四钱　秦皮三钱　木香一钱　党参二钱　白术二钱　六曲三钱。

休止期用理中汤、桃花汤加减：党参五钱　白术五钱　炮姜二钱　甘草二钱　石榴皮五钱　赤石脂五钱　肉桂一钱。

并可酌加黄芪、炙升麻以升提中气。

中草药单方：鲜马齿苋三、四两，加水浸汁，分三、四次服。或用水煎服。

蒜瓣五、七个，除皮洗净，加水 20 毫升捣烂，连渣带水服下，一天三、四次。

鸭蛋子仁，成人每天服三次，每次 15 粒，胶壳分装，饭后服用，连服 7 至 10 天。适用于阿米巴痢疾。

地棉　辣蓼　马齿苋　穿心莲　白头翁　任选一、二种，每种一至二两煎服，每日一剂。

［针灸疗法］取穴：天枢　上巨虚。体温超过 38℃加大椎　曲池；腹痛剧烈，加气海。临床症状消失，大便培养转阴性后，须继续巩固治疗 3～5 天。

第九节　水　肿

水肿是指某种原因使身体组织内水液过量潴留，泛滥于肌肤，引起局部和全身浮肿。根据病情缓急，分为"阳水"和"阴水"。因此中医学中的"水肿"就包括了西医学中的急性肾炎，慢性肾炎或慢性肾炎急性发作所呈现的各种水肿证型。

本证的发生，多因风寒或风热犯肺，肺气宣降失常，或冒雨涉水受湿，皮肤疮毒内侵，寒湿或湿热困脾，脾不能运，以致水道失于通调，水液内停，外溢肌肤，形成水肿，表现为急性的称为"阳水"证；如水湿停留，迁延日久，可以导致脾阳和肾阳衰弱，成为慢性的"阴水"证。

本病的病理变化，关系到肺、脾、肾三脏；因肺主通调水道，脾主转输水湿，肾主蒸化水液和调节体内水液平衡，因此三脏之间，无论哪一脏失职，都可互相影响为病，但总的又以肾的功能为主要因素。一般急性期与肺、脾关系较大，慢性期与脾、肾的关系密切。所以中医认为水肿病"其本在肾，其标在肺，其制在脾"。

一、急性水肿

1. 浮肿型

［主证］初起眼睑颜面浮肿，或继则四肢全身浮肿，肢节酸重，尿少，或血尿，或有恶风发热。苔白脉浮。

［治法］祛风行水。

［方药］越婢加术汤加减：麻黄三钱　生石膏五钱　连翘四钱　赤小豆一两　泽泻三钱　鲜茅根一两。

若以尿少、血尿为主，浮肿较轻，苔薄黄，舌质微红，脉数。

［治法］清热凉血。

［方药］鲜茅根一两　生地四两　旱莲草四钱　大小蓟各三钱　滑石五钱　生甘草二钱。

二、慢性水肿

1. 脾虚型

［主证］浮肿多见于面部及四肢，轻症可不浮肿或有时偶见头面部或踝部轻度浮肿，伴全身困倦无力，食欲不振，腹胀便溏，尿少。舌体胖苔白，脉沉细。

［治法］健脾利湿。

［方药］参苓白术散加减：党参三钱　白术三钱　连皮茯苓五钱泽泻四钱　苡仁五钱　陈皮二钱　扁豆三钱　芡实三钱。如腹泻者，加厚朴、干姜；食少者，加二芽、神曲、内金；尿少者，加车前草；热重者，加夏枯草；血尿者，加白茅根。

2. 肾虚型

［主证］全身浮肿，以下半身为甚，面色㿠白无华或憔悴萎黄，恶寒倦怠，四肢不温，腰酸肢软，头昏，小便短少，舌体伴有齿痕，脉沉迟或虚弦。

［治法］补肾利水。

［方药］济生肾气丸加减：附片三钱　熟地四钱　丹皮三钱　猪苓三钱　泽泻三钱　桂枝二钱　连皮茯苓五钱　白术三钱　牛膝三钱　车前草一两　陈皮二钱。

3. 脾肾阳虚型

［主证］全身水肿明显，不易消退，肢体浮肿尤甚，尿少，面白，畏寒、肢冷，腹胀，便溏，食欲不振，精神困乏，腰痛酸软，舌质淡胖，苔白，脉沉细无力。

［治法］温补脾肾，化气利水。

［方药］真武汤加减：熟附片三钱　桂枝二钱　党参三钱　白术三钱　黄芪三钱　巴戟天三钱　菟丝子四钱　连皮茯苓五钱　泽泻三钱　车前草三钱　牛膝三钱。如腹胀大者，去党参、黄芪，加厚朴、大腹皮、广木香；恶呕者，加半夏、陈皮、生姜。

第十节　淋　证

中医学"淋证"，是以小便频数短涩，淋沥不尽，尿道中痛为主要特征。分急性与慢性，急性多由湿热蕴积下焦所致，治疗宜以清利湿热为主；慢性多为肾虚兼有下焦湿热，治疗宜滋肾为主，佐以清利湿热。

1. 下焦湿热型

［主证］尿频、尿急、尿痛及尿道灼热，小便混浊黄赤，小腹坠胀，口干，喜冷饮，或有发热恶寒，腰痛。舌质红，苔黄腻，脉滑数。

［治法］清热，利湿，解毒。

［方药］八正散加减：萹蓄四钱　瞿麦四钱　木通三钱　银花五钱　连翘五钱　栀子三钱　车前草五钱　地丁五钱　滑石五钱　胆草三钱　甘草二钱。如伴有寒战、高烧加柴胡、黄芩各三钱。

2. 肾阴不足兼有湿热蕴结型

［主证］低热，手足心热，口干，腰部酸痛，身疲，腿酸软，尿少色黄，尿急尿频尿痛不明显。苔薄白，舌质红，脉细数。

［治法］滋阴清热，佐以解毒。

［方药］知柏地黄汤加减：知母三钱　黄柏三钱　生地五钱　丹皮三钱　山药五钱　茯苓三钱　泽泻三钱　续断三钱　旱莲草五钱　女贞子五钱。

第十一节　痹　证

中医学的"痹证"，系由风、寒、湿邪侵袭人体，流注经络，阻滞关节，影响气血运行，"不通则痛"而形成。其辨证应根据感邪偏胜，分清风寒湿及风湿热的不同，采用祛风、散寒、除湿、清热等治疗方法。若病久影响脏腑气血，则应益气养血，调补肝肾，并佐以活血祛瘀，使之"通则不痛"。

1. 风寒湿痹

［主证］关节疼痛，游走不定为风胜，称行痹，脉浮弦；痛有定处，疼痛剧烈如锥刺，得热则舒为寒胜，称痛痹，脉弦紧；关节重痛，肢体酸困，或局部肿胀者为湿胜，称着痹，脉濡缓。

［治法］祛风散寒，除湿通络。

［方药］防风三钱　桂枝三钱　川乌钱半　苍术三钱　苡米五钱　当归五钱　络石藤五钱。如风胜加秦艽三钱，羌活三钱；湿胜加防己、木瓜各三钱；寒胜加麻黄三钱，制川乌三钱，细辛一钱。上肢痛甚加姜黄三钱；下肢痛甚加牛膝三钱；腰痛加杜仲三钱，寄生五钱。兼有血瘀者加乳香、没药、红花各三钱；痰湿阻络加半夏、白芥子、胆南星。体虚加黄芪、熟地各五钱。

2. 热痹

素体阳气偏胜，内有蕴热或感受风寒，郁久化热，称"热痹"，相当于急性风湿关节炎，或慢性关节炎急性发作。

［主证］发热，关节疼痛，局部灼热红肿，口渴，烦躁，舌苔黄腻，脉数。

［治法］清热通络，疏风胜湿。

［方药］白虎加桂枝汤加减：生石膏一两　知母三钱　防己三钱　桂枝二钱　忍冬藤一两　桑枝一两　苍术三钱　黄柏三钱　苡仁四钱

赤芍三钱。

单方草药：常用治风湿痹痛的中草药有：伸筋草、寻骨风、虎杖根、海风藤、络石藤、威灵仙、鸡血藤等，可任选一至三种，各用一两，水煎或泡酒服。

清风藤、海风藤、穿山甲、五加皮各一两，加白酒一斤，泡浸二十天后，去药留酒，早晚各服一酒盅。

银花、乌梅、草乌、川乌、食盐各二钱，用六十度白酒一斤泡二十一天，每次服五毫升，每天三次。适用于慢性风湿关节炎。女性患者可去银花加红花。

以上二、三方，高血压、心脏病、风湿热、严重的溃疡病患者忌服。

第十二节　头痛、眩晕

中医学"头痛""眩晕"，并与"心悸""中风"有一定联系，可见于西医学中的"高血压"病。原因是由于七情、虚损、饮食失节等因素的作用，而导致肝肾阴阳平衡失调。其发展过程是由实而虚：最初因素体阳盛，再加上精神因素，使心肝气郁而致阳亢；继而进一步化火动风而出现风阳上扰；阳亢日久，阴液耗伤，或年老、素体肝肾阴虚者，每易引起虚阳上亢，甚则阴伤及阳，而致阴阳两虚。治疗应标本兼顾。

1. 肝热型

［主证］头痛头胀，眩晕，面赤，目赤多眵，口苦口干，大便秘结，恶热，舌苔黄，脉弦数有力。

［治法］清火泻肝。

［方药］龙胆泻肝汤加减：龙胆草　黄芩　栀子各三钱　草决明夏枯草各五钱　苦丁菜　泽泻各三钱。若痰火内盛，症见咯痰稠黏，尿黄，舌苔黄腻，脉弦滑者加黄连钱半，竹沥、半夏三钱，陈胆星钱半，陈皮二钱，竹茹、茯苓各三钱。

2. 风阳上扰型

［主证］头晕眼花，头重脚轻，耳鸣，烦躁、易怒，肢体麻木，两

手抖动，舌质红，苔薄白，脉弦或细弦。

[治法] 平肝熄风。

[方药] 天麻钩藤饮加减：天麻钱半　钩藤　白蒺藜各四钱　菊花
豨莶草各三钱　臭梧桐四钱　地龙二钱　生牡蛎　珍珠母各一两。如烦
躁易怒者，加龙胆草三钱，眩晕甚，另服羚羊角粉一至二分。

3. 阴虚阳亢

[主证] 头晕眼花，耳鸣，腰酸腿软，足跟痛，夜尿频，舌质红，
少苔或无苔，脉细弦数。

[治法] 育阴潜阳。

[方药] 复方首乌丸加减：制首乌　生地各四钱　枸杞　菟丝子
桑椹子　女贞子　白芍各三钱　桑寄生四钱　龟板五钱　生牡蛎　石决
明各六钱。如夜尿频加黄芪四钱，复盆子三钱。兼心阴虚，见心悸不
安，失眠多梦，去白芍、桑寄生，加玉竹、酸枣仁、柏子仁各三钱。阴
虚火旺，见头痛，面红，心烦，口干较甚，小便黄赤，舌质红，加夏枯
草四钱，二冬各三钱，玄参五钱。更年期妇女月经不调，去生地、龟
板，加熟地、当归、怀牛膝各三钱，茺蔚子四钱。

4. 阴阳两虚型

[主证] 除阴虚阳亢症状外，尚有怕冷、肢凉，心悸气短，胸口
闷，或有阳痿、早泄，腹泻等。舌质光而淡红，脉沉细，有时出现结
代脉。

[治法] 助阳益阴。

[方药] 金匮肾气丸合二仙汤加减：仙灵脾　仙茅各三钱　制附子
钱半　肉桂八分　山萸肉　熟地各三钱　龟板六钱　杜仲四钱　桑寄生
五钱。如心悸，气短，加紫石英五钱，磁石八钱，五味子钱半，炙甘草
钱半，党参三钱。面足浮肿，加黄芪、白术、防己各三钱。并阴虚火旺
者去制附子、肉桂，加知母、黄柏各三钱，玄参四钱。

单方草药：侧柏叶　臭梧桐　桑树根各一两，煎服。

夏枯草五钱　野菊花　车前草各一两，煎服。

小蓟草　车前草各一两　豨莶草五钱，煎服。

旱芹菜（去老叶及须）四至六斤，切碎加水煎，入罐密封，变酸

后加糖二至四两，每日一次，每服一碗。

吴茱萸研末，醋调贴于两脚心，有降压作用。

具有降压作用的单味药物，如白毛夏枯草、钩藤、青葙子、决明子、黄芩、地龙、槐花、茺蔚子、丹皮、大蓟、杜仲、桑寄生，均可因地制宜选用二至三味煎服。

第二章 儿科疾病

第一节 麻 疹

本病为小儿常见的传染病之一，多流行于冬春季节。患儿遍身发出红色疹点，稍见隆起，扪之碍手，状如麻粒，故名麻疹。其发病原因中医认为是"内蕴胎毒，外感天行"。小儿患麻疹，从一至五岁为最多，半岁以下的婴儿不易感染。患过本病一次后，多不再患。

1. 前驱期

［主证］精神倦怠，发热渐增，鼻塞流涕，喷嚏咳嗽，目赤流泪而畏光，唇腮较赤，小便短黄，指纹红赤而浮。发热二至三天后，在口颊内侧靠白齿处可见小白点，形如粟米，为麻疹口腔黏膜斑（费－科氏斑），此为麻疹之诊断依据。

［治法］辛凉透表。

［方药］银翘散加减：荆芥二钱　薄荷二钱　桔梗二钱　牛子三钱　连翘三钱　蝉蜕一钱。如咳重加前胡二钱；痰多加贝母二钱；腹泻较重的加葛根二钱，升麻一钱；咽肿痛加板蓝根或大青叶三钱。

外治法：鲜芫荽一两，水煎，乘热擦洗患儿胸背四肢。

2. 发疹期

［主证］高热烦渴，咳嗽增剧，倦怠嗜睡，小便短赤，大便多溏泻，舌苔黄干，舌质红绛，脉洪数，指纹紫滞。在耳后、项背先出现疹点，红色如粟，高出皮面，扪之碍手，逐渐分布头面、胸腹、背、四肢，最后出透手足心。此期发热不断增高，直至疹出透热势才渐减。

［治法］清热解毒，辅以透表。

[方药] 临床常用银翘散清热解毒为主，减荆芥、豆豉，加生地三钱，丹皮三钱，紫草三钱，芦根一两。如热盛疹密，加大青叶五钱，蒲公英五钱；若疹出不畅，应加蝉蜕二钱，牛子三钱，葛根二钱，升麻一钱，浮萍二钱等辛凉透疹之品。热毒更甚，神昏者，可加犀角五分（或用水牛角一两代之）。

3. 恢复期

[主证] 疹出三到四天后，开始逐渐收没，如无合并症，疹点依次收没，发热渐退，胃纳恢复。四、五天，皮肤上有糠状脱屑，并留有棕色痕迹，一周左右可消失。经过几天高热熏灼，津液耗伤，多有口唇干裂起皮，舌红少津，胃纳、精神欠佳的表现，故须投药。

[治法] 养阴生津，清解余毒。

[方药] 沙参麦冬汤加减：沙参三钱　麦冬二钱　玉竹三钱　花粉三钱　连翘三钱。食欲不振，舌苔厚的加焦山楂三钱，炒麦芽三钱。

4. 并发症

（1）合并肺炎

[主证] 高热不退，疹子突然隐没，或隐约不显，咳嗽憋气，鼻煽面青，精神萎靡，躁扰不宁，脉细数，舌红不润。

[治法] 清热透疹，宣肺定喘。

[方药] 麻杏石甘汤合银翘散加减：麻黄二钱　杏仁三钱　石膏五钱　鲜茅根一两　鲜芦根一两　连翘五钱　银花三钱　紫草三钱。若热盛疹回，加广犀角末五分，或以水牛角尖煎汤代水。若惊厥，加钩藤五钱，痰多加大贝三钱，天竺黄三钱。咽红加山豆根二钱，板蓝根三钱。若在出现初期，又应加透疹之品，如西河柳、芫荽之类。若在收没期，又当考虑养阴清热，如加麦冬、沙参之品。

（2）合并喉炎

[主证] 哭声嘶哑，咳如犬吠，甚则呼吸困难，躁扰不安，如发生在出疹初期，重的疹子也可隐没不出。

[治法] 清热透疹，宣肺开窍。

[方药] 蝉衣一钱　麻黄一钱　射干二钱　山豆根三钱　板蓝根三钱　玄参三钱　赤芍三钱　贝母二钱　儿茶一钱。

预防：紫草一钱　甘草五分。水煎服，连服五天。

第二节　流行性腮腺炎

流行性腮腺炎是儿科最常见的传染病之一，又称"痄腮""蛤蟆瘟"。以耳垂为中心的腮部肿胀、疼痛为主要特征，可见于一侧。四季都可发生，而以冬春季较多。发病年龄以学童期为多，二岁以下小儿很少发现，十二岁以上的男孩，患病后可见睾丸红肿。腮腺炎病情一般都不严重，预后一般也良好，但个别病例可发生化脓，或因病毒内陷而发生痉厥昏迷。

［主证］或有发热恶寒（热势可达38℃左右），腮部一侧或两侧酸胀疼痛，张口咀嚼更增痛苦。重症者，可见精神倦怠，局部红肿坚硬，或见耳聋，咽颊红肿，口渴烦躁。

［治法］疏风清热，解毒软坚。

［方药］轻者，用银翘散加减：银花三钱　连翘三钱　牛子三钱桔梗二钱　薄荷一钱　竹叶一钱　甘草一钱　僵蚕二钱　夏枯草二钱。重者用普济消毒饮加减：板蓝根五钱　蒲公英三钱　连翘三钱　黄芩二钱　牛子二钱　柴胡二钱　薄荷一钱　僵蚕二钱。漫肿坚硬者可加昆布二钱，海藻二钱，丹皮、赤芍各三钱。睾丸红肿者，可加龙胆草二钱，荔枝核二钱，橘核二钱，延胡索一钱。

外治法：可以金黄散醋调敷局部。或用清淀渣外敷亦可。

单方：板蓝根一两，水煎服，三日。

蒲公英一两，水煎服，三日。

第三节　小儿肺炎

本病中医学的早期命名为肺闭喘嗽证，后世也有称为"肺风痰喘""火热喘嗽"等，均属本病的一个症状，未能包括本病的全部证候。发病原因，主要由于肺感邪气，痰壅气逆所致。本病一年四季都可发生，而冬春二季尤为常见，且多继发于感冒、麻疹、百日咳等病之后，也有突然发病的。

1. 轻型

［主证］发热无汗或微汗，咳嗽有痰，烦躁不安，面赤唇红，脉浮数，舌苔薄白。

［治法］辛凉解表，清热宣肺。

［方药］银翘散、麻杏石甘汤加味：麻黄一钱　杏仁三钱　石膏六钱　甘草一钱　银花三钱　连翘三钱　芦根一两，荆芥钱半，水煎服。咳嗽甚加前胡　枇杷叶各二钱，喘甚加桑白皮三钱。

2. 重型

［主证］高热不退，烦躁不安，汗出口渴，痰鸣气促、喘憋，面赤唇红，脉急数，舌燥无津，苔黄。

［治法］清热宣肺，化痰定喘。

［方药］麻杏石甘汤、凉膈散加减：麻黄二钱　杏仁三钱　石膏一两　甘草二钱　连翘五钱　栀子二钱　黄芩二钱　鱼腥草五钱　大贝三钱　瓜蒌皮三钱。高热不退可加紫雪丹，每次二分，日二次。喘甚痰多加葶苈子三钱，莱菔子三钱。口渴加玉竹三钱，花粉三钱。大便干燥，腹部胀满，加大黄二钱，枳实二钱。

3. 恢复期

［主证］余热未尽，手足心热，咳嗽，脉虚数，舌质淡红，苔薄白。

［治法］养阴清肺，止咳生津。

［方药］余热未尽，用竹叶石膏汤加减：竹叶一钱　石膏六钱　沙参二钱　麦冬二钱　生地三钱　知母一钱　甘草一钱。

久咳不愈、低烧：桑白皮三钱　地骨皮三钱　知母二钱　黄芩二钱　紫菀一钱　百部二钱　白前一钱　甘草一钱。

肺胃不和、咳嗽纳差：半夏一钱　陈皮二钱　茯苓二钱　甘草一钱　厚朴一钱　黄芩二钱　桔梗二钱　焦山楂三钱　神曲三钱　麦芽三钱。

单方：鱼腥草一两，水煎，当茶频服。

第四节　泄　泻

本病又称婴儿腹泻，是乳幼儿时期的常见病之一，其发病的主要原因，是小儿脾胃虚弱和饮食失调，以及感受外邪。以大便稀薄，排便次数增多为特点，多发于夏秋季节。

1. 伤食型

［主证］身有微热，或不发热，不思饮食，肚腹膨胀，恶心呕吐，或腹痛作泻，吐和泻下均为酸臭不消化食物，舌苔白或微黄，脉滑而实，指纹多见紫滞。

［治法］消食导滞。

［方药］保和丸加减：神曲三钱　山楂二钱　麦芽三钱　茯苓三钱　陈皮一钱　莱菔子二钱　车前二钱。呕吐者，加藿香二钱，生姜二钱。有热者，加连翘三钱。

2. 暑热型

［主证］泻下稀薄，色黄而臭，身发微热，腹部微痛，肢体倦怠，小便短赤，舌苔白腻微黄，脉滑略数，指纹紫滞。

［治法］清热利湿。

［方药］葛根芩连汤加味：葛根三钱　黄连一钱　黄芩一钱　马齿苋五钱　滑石六钱　甘草一钱。腹胀加木香一钱，厚朴一钱。呕吐加藿香二钱。口渴加花粉三钱，乌梅二钱。烦躁者加钩藤三钱。

3. 脾虚型

［主证］大便稀溏，水谷不化，其色淡白，每在食后作泻，脘闷不舒，不思饮食，面色微黄，神疲倦怠，舌淡苔白，脉缓而弱。

［治法］健脾益胃。

［方药］七味白术散加味：党参二钱　茯苓三钱　白术三钱　甘草一钱　木香一钱　藿香二钱　葛根二钱。如呕吐者，加吴茱萸一钱，半夏二钱。久泻不止，脾阳不振，加炮姜七分，白术改苍术三钱。

如久泻兼见脾肾阳虚，出现舌淡肢凉，完谷不化者，应温补脾肾，可用理中汤和四神丸加减：补骨脂三钱　五味子二钱　肉豆蔻一钱　煨

诃子二钱　吴茱萸一钱　生姜一钱　大枣三枚。

第五节　疳　积

本病泛指小儿慢性消化不良与营养紊乱而言。以肌肤消瘦，气血不荣，腹大青筋，形体虚惫，缠绵难愈为特点。其发病的主要原因，先天不足或后天饮食失节，以及病后失调，虫积等因素所致。主要见于婴幼儿（三岁以内小儿）。

1. 积滞型

[主证] 面色黄暗，身体逐渐消瘦，精神不振，乳食不香，脘腹部胀满、拒按，或食后呕吐，大便泄泻，有时便结，手足心发热，睡眠不安，易哭易怒，小便黄，舌苔浊腻，脉濡滑或微数。指纹紫滞。

[治法] 消积导滞。

[方药] 消疳理脾汤加减：神曲四钱　麦芽三钱　槟榔三钱　陈皮钱半　三棱二钱　莪术二钱　使君子肉四钱　山药四钱　胡连一钱，水煎服。

2. 虫积型

[主证] 面黄肌瘦，头发稀疏脱落，精神不安，烦躁焦急，食欲失常，或嗜食异物，不知饥饱，或不思饮食，肚腹胀大，青筋暴露，时时绕脐痛，大便不爽，脉多弦细。或者眼白睛可见蓝色小点，面部可见花白虫斑，舌面可见红色小点，有时也可见睡中磨牙。

[方药] 肥儿丸加减　党参三钱　白术二钱　茯苓三钱　甘草二钱　陈皮钱半　青皮钱半　山药三钱　当归二钱　使君子肉四钱　神曲三钱　雷丸二钱　鹤虱二钱。

3. 虚损型

[主证] 全身极度消瘦，皮肤枯燥有皱纹，面部、臀部及大腿两侧肌肉极度消瘦，精神萎靡不振，啼声无力，乳食不化，大便溏泻，腹部凹陷，四肢不温。唇舌色淡，脉濡无力，指纹淡。

[治法] 补脾养胃。

[方药] 参苓白术散减味：条参三钱　白术二钱　茯苓三钱　干姜

三钱　甘草一钱　紫河车五钱　山药三钱　扁豆四钱　苡米三钱　砂仁一钱　神曲二钱　水煎频服。如面色萎黄，气短，自汗，而大便正常时，去茯苓、扁豆、苡米、砂仁、神曲，加黄芩三钱，当归三钱，红枣三枚。

如果长期吐泻后，除全身极度消瘦，皮肤干枯，精神萎靡不振外，见到夜间心烦不睡，口干舌燥，啼哭少泪，小便少，大便干的，应以养阴增液为主，用沙参二钱　石斛三钱　麦冬二钱　山药三钱　党参三钱　火麻仁二钱。

外治法：针刺四缝穴，刺后挤一下，有黄色黏液流出，隔日一次，一般一日次即可。

捏脊疗法。

以上外治法对本病的治愈有一定的作用。

第三章　妇科疾病

第一节　月经不调

月经失调是指月经在期、量、色、质上的改变而出现的病理变化，包括月经先期、后期、先后无定期、过多、过少等。

一、月经先期

月经期周期提前八九天，甚至半个月左右一潮者，称为月经先期。如偶然超前一次，而无其他症状的，不属月经先期范畴。

本病发病的机理，主要是由于血热妄行和气虚不能固摄所致。

1. **血热型**

［主证］月经先期，量多，色深红或紫、质浓，烦躁不适，舌红苔薄黄，脉滑数有力。

［治法］清热凉血。

［方药］清化饮：生地　赤芍　丹皮　黄芩　茯苓　石斛　麦冬。如出现口苦咽干，胸闷不适，乳房胀痛，脉弦数，可用丹栀逍遥散以疏肝解郁清热。

如两颧潮红，手足心热，舌质红干，苔少，脉细数，可用两地汤（生地　地骨皮　玄参　麦冬　白芍　阿胶）以养阴清热。

2. **气虚型**

［主证］月经先期，量多、色淡红、质稀薄，肢体倦怠，面色白，舌质淡，脉弱无力。

［治法］补气摄血，加以升提之品。

［方药］补中益气汤：黄芪　党参　白术　陈皮　甘草　当归　升麻　柴胡。如出血过多，伴有头昏眼花加首乌养血涩血，棕榈炭固涩止血。

二、月经后期

月经周期延后八、九天，甚至每隔四五十天一行者，称为月经后期。如偶然延迟一次，而无其他症状的，则不属月经后期范畴。

本病的发病机理，主要是机体营血不足，或气血运行受阻，因而月经后期，临床上常见有以下几种类型。

1. 血虚型

［主证］月经后期，量少色淡，面色萎黄，头昏心悸，舌淡少苔，脉虚细。

［治法］补血益气。

［方药］人参养营汤：人参（党参）　黄芪　当归　白芍　熟地　肉桂　陈皮　茯苓　远志　甘草　生姜　大枣　五味子。

2. 血寒型

［主证］月经后期，量少色暗红，小腹疼痛，得热则减，畏寒肢冷，面色苍白，舌淡苔薄白，脉沉紧。

［治法］温经散寒。

［方药］温经汤：吴茱萸　当归　川芎　白芍　党参　桂枝　阿胶　丹皮　生姜　炙甘草　半夏　麦冬。

3. 气滞型

［主证］月经后期，量少，色正常或暗红，小腹胀痛，精神抑郁，胸闷不舒，乳胀胁痛，舌质暗红，脉弦涩。

［治法］行气开郁。

［方药］加味乌药汤：乌药　砂仁　延胡索　甘草　木香　香附　槟榔。

三、经行先后无定期

月经不按周期来潮，或是为先期或是为后期，称为经行先后无定期，亦称经乱或月经愆期。

本病的发病机理，主要是气血不调，冲任功能紊乱，以致血海蓄溢失常。常见有以下两种类型。

1. 肝郁型

［主证］经期或先或后，行而不畅，胸闷不舒，乳房、两胁及少腹胀痛，脉弦。

［治法］疏肝解郁。

［方药］逍遥散加减。如经来腹部疼痛、血行不畅者加泽兰、桃仁；有热而出现口干舌燥，去煨姜加丹皮、栀子以清热凉血。

2. 肾虚型

［主证］月经先后不定，量少色淡红，伴有头昏耳鸣，腰部酸痛，小腹空坠，舌淡苔薄，脉沉弱。

［治法］补肾气、调冲任。

［方药］固阴煎：党参　熟地　山药　山茱萸　菟丝子　远志　五味子　炙甘草。

四、月经过多

月经周期正常，而经量或持续时间超过正常范围，即为月经过多。本病的发病机理多由血热、气虚所致。

1. 血热型

［主证］经来量多或持续时间延长，色深红或紫，质黏稠或有小血块，腰腹胀痛，面红口干，尿黄便结，舌质红，苔黄，脉滑数有力。

［治法］清热凉血止血。

［方药］清经散去青蒿加黑栀子：生地　丹皮　白芍　黄柏　地骨皮　茯苓　黑栀子。

2. 气虚型

［主证］月经量多，色淡红，质稀薄，神疲倦怠，面色㿠白，心悸怔忡，舌质淡红苔薄白，脉缓弱无力。

［治法］补气摄血，养心益脾。

［方药］归脾汤：党参　黄芪　白术　当归　茯神　生姜　远志

枣仁　木香　甘草　龙眼肉　大枣。如经多出血不止，可加血余炭、棕榈炭、煅牡蛎以止血固涩。

五、月经过少

月经周期正常，而月经量少于正常，或点滴即无，为月经过少。

本病的发病机理多由血虚、肾虚、血滞所致，临床上常见有以下几种类型。

1. 血虚型

〔主证〕月经量少，甚或点滴即止，色淡红，面色萎黄，头昏心悸，舌淡苔薄白，脉细弱。

〔治法〕养血和血。

〔方药〕四物汤：熟地　当归　白芍　川芎。

2. 肾虚型

〔主证〕月经量少，色鲜红或淡红，腰膝酸痛，头昏耳鸣，舌质暗红，脉沉细或沉涩。

〔治法〕滋肾补肾，养血通经。

〔方药〕当归地黄饮：当归　熟地　山药　杜仲　牛膝　山茱萸　炙甘草。

3. 血滞型

〔主证〕月经过少、色紫或有小血块，小腹胀痛，舌质暗红，脉沉弦。

〔治法〕活血行滞。

〔方药〕玄胡当归散：当归　赤芍　刘寄奴　没药　枳壳　延胡索（玄胡）。

第二节　痛　经

妇女在行经前后或在行经时腹部疼痛剧烈，甚至不能忍受；或伴随月经周期持续发作，这种症状就是痛经，并称经行腹痛。

本病发病的主要原因由于气滞血瘀，寒邪凝滞，气血虚弱而导致气

第三章　妇科疾病

血运行不畅，故临床上分以下三种类型。

1. 气滞血瘀型

［主证］经前或经期小腹胀痛，经色紫黑有块，量少，淋漓不畅，胸胁作胀，舌质正常或紫暗，脉沉弦。

［治法］活血调气，行瘀止痛。

［方药］桃红四物汤：当归　川芎　熟地　白芍　桃仁　红花。如气滞挟寒加吴茱萸、小茴、乌药、艾叶。气滞挟有热则加炒栀、黄芩、丹皮。

2. 寒邪凝滞型

［主证］小腹冷痛，经水量少，色如黑豆汁，有块，舌边紫，苔白，脉沉紧。

［治法］温经散寒，养血调经。

［方药］温经汤：吴茱萸　当归　白芍　川芎　党参　桂枝　丹皮　生姜　甘草　半夏　麦冬　阿胶。

3. 气血虚弱型

［主证］经期或经后小腹隐痛，按之则舒，精神疲乏，经色淡量少，舌质淡，脉虚弱。

［治法］补益气血。

［方药］八珍益母汤：当归　川芎　芍药　熟地　党参　白术　茯苓　炙草　益母草。

单方验方：艾叶三钱　生姜五片　红糖一匙，水煎服。

肉桂三钱　失笑散一两，上药共研细末分12包。经前六天开始服，每次一包，每日二次。

［新针疗法］主穴：气海　三阴交　合谷。

备穴：关元　子宫　足三里。

第三节　闭　经

发育正常的女子，一般在十四岁左右，月经应来潮。如超龄过久而月经未来，或曾来而又中断，闭至三个月以上者，称为闭经。

本病发生的主要原因可分虚实两种，虚者多为血源不足，血海空虚，无血可下，实者多实邪阻滞，脉道不通，经血不得下行。临床上常见血虚、脾肾两虚、气滞血瘀、寒湿凝滞四种类型。

1. 血虚型

［主证］月经数月不行，头昏目眩，皮肤不润，面色苍白，舌淡，脉细缓。

［治法］补血益气。

［方药］参芪四物汤加益母草、丹参、鸡血藤以活血调经：党参 黄芪 当归 川芎 芍药 熟地 益母草 丹参 鸡血藤。

如阴亏血枯而见有两颧潮红，潮热盗汗，手足心热，舌质红无苔，脉虚细而数，治以养血滋阴，用地骨皮饮加味（即地骨皮 丹参 当归 白芍 川芎 生地）。

2. 脾肾两虚型

［主证］面色淡黄，精神疲倦，头晕耳鸣，腰酸腿软，四肢不温，口淡无味，食少腹胀，大便溏薄，舌质淡，苔白腻，脉沉缓或沉细。

［治法］温肾健脾。

［方药］参苓白术散加减：党参 白术 扁豆 陈皮 山药 砂仁 当归 益母草 甘草。

3. 气滞血瘀型

［主证］月经数月不行，精神抑郁，胸脘胀闷或两胁胀痛，小腹胀痛拒按，脉弦，舌暗红或有瘀点。

［治法］活血行气祛瘀。

［方药］桃红四物汤加减：桃仁 红花 当归 赤芍 川芎 川牛膝 莪术 郁金 蒲黄 柴胡。

4. 寒湿凝滞型

［主证］闭经数月，下腹冷痛，四肢不温，白带量多，或大便不实，舌质正常，苔白润，脉沉弦。

［治法］温经利湿，活血行滞。

［方药］温经汤加减：当归 川芎 桂心 吴萸 莪术 川牛膝 丹皮 小茴 益母草 赤芍 白术。

单方验方：益母草一两　红糖一两，水煎服。

红花一两　黄酒适量（以药浸没为度），每日服一小杯。

第四节　崩　漏

妇女不在行经期间，阴道大量出血或持续下血，淋漓不断的称为崩漏。一般以来势急，出血量多为崩；来势缓，出血量少的为漏。崩与漏虽有轻重缓急之分，但在发病过程中可以互相转化，如病势加重，经久不愈，"漏"可转"崩"，病势减轻或气血耗竭，"崩"可转"漏"。

产生本病的机理主要由于冲任损伤不能固摄所致，导致冲任损伤的原因多为血热、气虚、血瘀等。现分述如下。

1. 血热型——迫血妄行

[主证] 阴道突然大量出血，或淋漓日久，血色深红，烦躁不寐，头晕，舌质红，苔黄，脉大而数。

[治法] 清热凉血止血。

[方药] 清热固经汤：生地　地骨皮　龟板　阿胶　山栀　地榆黄芩　藕节　陈棕炭　甘草　牡蛎。如伴有气虚证者加党参、黄芪；口渴加麦冬、石斛。

2. 气虚型——气不摄血

[主证] 突然阴道出血过多，淋漓不绝，色淡红而质清，精神疲倦，气短懒言，不思饮食，舌质淡，苔薄而润，脉虚大或细弱。

[治法] 补气摄血。

[方药] 固本止崩汤加味：熟地　白术　黄芪　当归　炮姜　党参。出血多者加仙鹤草、荆芥炭、贯仲炭、阿胶。

3. 血瘀型——瘀血不去，新血不能归经

[主证] 漏下淋漓不止或骤然下血甚多，色紫黑而有瘀块，小腹疼痛，拒按，舌苔正常或有瘀点，脉沉涩。

[治法] 活血行瘀止崩。

[方药] 逐瘀止崩汤：当归　川芎　三七　没药　五灵脂　丹皮炭炒丹参　炒艾叶　阿胶（用蒲黄炒）　乌贼骨　龙骨　牡蛎。

单方验方：血见愁　仙鹤草　益母草各一两，水煎服。

丝瓜络烧炭，水煎服。

血余炭研末，每服一钱至二钱，开水冲服。

第五节　带下病

妇女阴道内有少量白色或淡黄色分泌物，以湿润阴道为度。当青春期、月经期前或期中、妊娠期分泌物可能增多，这些多属正常现象。如果阴道内分泌物比正常多，且量、色、质、气味发生变化则属带下病。临床常见有白带、黄带二种。

产生带下的原因主要是脾虚湿浊下注和湿热蕴结下焦而成。临床上一般分脾虚和湿热两种类型。

1. 脾虚型

[主证] 带下色白或淡黄，无臭味，面色㿠白，四肢不温，精神疲倦，饮食减少，大便溏薄，舌质正常或淡，苔白脉缓而弱。

[治法] 健脾除湿。

[方药] 完带汤：党参　白术　淮山药　甘草　苍术　陈皮　白芍　柴胡　黑芥穗　车前子。如腰疼加桑寄生、川断，如带下量多加鹿角霜、乌贼骨。

2. 湿热型

[主证] 带下色黄如脓或挟血液，且有臭气，阴部搔痒，小便短赤，口苦咽干，舌质红，苔黄，脉数。

[治法] 清热利湿为主。

[方药] 龙胆泻肝汤：龙胆草　黄芩　栀子　泽泻　木通　车前子　当归　柴胡　生地　甘草。

如外阴瘙痒，可以结合外用熏洗。临床上常用以下外洗药：二花　苦参　黄柏　土茯苓　蛇床子　枯矾　雄黄。

单方验方：白鸡冠花七钱　白果肉十个　金樱子五钱，水煎服。

白鸡冠花二两，水煎，分二次服。

第六节　恶　阻

多数妇女在妊娠三个月以内出现厌食、恶心呕吐等现象。轻者一般持续一个月左右即自然消失，重者持续时间较长，呕吐频繁，滴水不入，身体极度消瘦，严重影响孕妇的健康和胎儿的正常发育，称为"恶阻"或叫"妊娠呕吐"。

产生本病的原因主要由于胃气不降，冲气上逆，临床上可分为脾胃虚弱、肝胃不和两种类型。

1. 脾胃虚弱型

[主证] 妊娠四五十日，脘腹胀闷，呕恶不食或食入即吐，**精神倦怠**，嗜睡，舌淡苔白，脉缓滑无力。

[治法] 健脾和胃，降逆止呕。

[方药] 香砂六君子汤：木香　砂仁　党参　白术　茯苓　甘草　半夏　陈皮　生姜　大枣。口干便燥者去木香、砂仁，加沙参、麦冬、石斛。

2. 肝胃不和型

[主证] 妊娠初期，呕吐苦水或酸水，脘闷胁痛，嗳气叹息，精神抑郁，苔正常或微黄，脉弦滑。

[治法] 抑肝和胃，理气降逆。

[方药] 苏叶黄连汤加半夏、竹茹、陈皮。如舌红口干者去半夏加麦冬，头晕甚者去苏叶加菊花、钩藤。

单方验方：灶心土（布包）二两　生姜三片，水煎服。

枇杷叶　竹茹各一两，水煎服。

[新针疗法] 内关　足三里。

第七节　先兆流产

妇女怀孕期间，自觉有轻度的腰酸腹痛或下坠感，阴道有少量血液排出，时下时止，叫先兆流产。祖国医学称"胎漏"或"胎动不安"。

产生本病的原因主要由于气血虚弱不能养胎，肾虚不能固胎或素体阴虚，孕后阴血不足以养胎，或素体阳盛，阳盛则热，热扰冲任，迫血妄行以致胎漏下血，或因外伤气血受损，冲任不固所致。临床上可分以下几种类型。

1. 气血虚型

［主证］阴道出血，小腹坠痛，腰酸，疲倦无力，头晕气短，面色萎黄，舌淡，脉滑无力。

［治法］补气养血安胎。

［方药］参术安胎汤：党参　白术　当归　熟地　寄生　续断　阿胶　棕榈炭　艾叶炭　升麻　甘草。

2. 肾虚型

［主证］妊娠期中，腰酸腹坠，或有阴道出血，头晕耳鸣，两腿软弱，尿频，舌淡苔白滑，尺脉沉弱。

［治法］固肾安胎。

［方药］寿胎丸：桑寄生　菟丝子　阿胶　杜仲　川断。如出血较多加熟地炭、仙鹤草。

3. 血热型

［主证］孕妇阴道出血，色鲜红或胎动下坠，小腹作痛，心烦不安，口干咽燥，喜冷饮，尿少色黄，舌红苔薄黄而干，脉滑数。

［治法］清热凉血，养血安胎。

［方药］保阴煎：生熟地　白芍　山药　续断　黄芩　黄柏　生甘草。如出血多者加旱莲草、阿胶、侧柏炭；胎动甚者加桑寄生。

4. 外伤型

［主证］妊娠期中，跌仆闪挫或负重过度，突然发生小腹坠痛，腰酸或见阴道出血。

［治法］扶气养血安胎。

［方药］参芪四物汤加味：党参　黄芪　当归　川芎　熟地　白芍　杜仲　砂仁　寄生　续断。如出血较多去当归、川芎加阿胶、艾叶炭。

第八节　产后腹痛

产妇分娩以后，小腹疼痛，称为"产后腹痛"，一般称为"儿枕痛"。产后腹痛在临床上常见的有血虚、寒凝二种类型。

1. **血虚型——血虚气弱，运行无力**

〔主证〕产后小腹隐隐作痛，喜按，便燥，头晕耳鸣，面色㿠白，舌质淡，脉细弱。

〔治法〕养血益气。

〔方药〕参芪四物汤加炮姜：党参　黄芪　当归　川芎　白芍　熟地　炮姜。

2. **寒凝型——寒邪入侵，气血凝滞**

〔主证〕产后小腹冷痛，拒按，得热稍减，面色苍白，四肢不温，苔白滑，脉沉紧。

〔治法〕温经散寒，活血化瘀。

〔方药〕生化汤：当归　川芎　桃仁　炮姜　炙草。

单方验方：山楂一两　红糖五钱（冲），水煎服。

益母草一两　生姜三钱　红糖五钱（冲），水煎服。

第四章　中医外科基本知识

第一节　外科辨证概要

"中国医药学是一个伟大的宝库，应当努力发掘，加以提高。"祖国医学外科原称疡科，将外科疾病（主要是外科感染、皮肤病）统称疮疡。辨证虽同样以四诊、八纲为理论基础，但有它的独特体系，既重视局部辨证，又把它和整体反应结合起来，现分述如下。

一、辨阳证、阴证

祖国医学外科临床，首先辨别阴阳，是辨证的总纲。一般来说，在外科上分痈、疽两大类。

痈为阳证（表、实、热证）；疽为阴证（里、虚、寒证）。

阳证：相当于急性化脓性感染。

特点：起病急速，生于皮肉之间。初期疮形高肿、灼热、疼痛、皮色红赤，溃后脓稠，容易痊愈。

阴证：相当于慢性化脓性感染。

特点：起病缓慢，发于筋骨之间。初期疮形平坦，漫肿木硬，不痛或微痛，皮色不变，溃后脓水清稀，或有败絮样物，难于痊愈。

阳证阴证不是固定不变的，而是在一定条件下可以向相反的方面转化。

二、病因辨证

风：多侵犯于人体上部。肿势较甚，痛无定处，忽此忽彼，走窜甚速。

寒：多侵犯筋骨之间。疮形漫肿，不红不热，常有酸痛，痛有定处，得热则舒。

暑：多侵犯于头面肌肤。肿痛焮热，皮色潮红。

湿：多侵犯于下部。肿则光亮，按之凹陷。

燥：多侵犯于手足及皮肤。皮损为干燥、发裂、脱屑。

火：多侵犯于全身各处。病变急速，红肿焮热，疼痛得凉则减。

郁：多因肝气郁结。其肿坚硬如石，状如岩突，皮色不变，推之不移。

痰：多因脾失健运。结块质软，皮色不变，推之活动。

气：多因肝气不舒。气机不畅，其肿多软，随喜怒消长，痛则游走不定。

血：疮疡发生，总因气血凝滞。其表现为肿块，皮色紫青。

以上致病因素，不是彼此孤立而是互相影响的，同时它有一定的发病规律，如风热易侵犯上部，气火易侵犯中部，湿邪易侵犯下部。

总之，由于外感六淫发病的，在外科是证上属于阳证，预后一般良好；由气、郁等因素而发病的，在外科是证上大多属于阴证，预后一般较差。

三、经络、脏腑辨证

经络、脏腑是标本从属的关系，疮疡的发生是与二者分不开的。因此，经络、脏腑辨证，有着十分重要的临床指导意义，如使用行经药物及根据经络学说治疗疾病等都取得了良好的效果。经络、脏腑辨证，是通过发病部位，进行归经，寻其所属，并结合全身情况，辨别虚实，认清疾病的本质，从而达到治病求本的目的。

附：病所归经

头顶：正中属督脉，两旁属膀胱经。

面部、乳房：属胃经，乳头属肝经。

耳前后：属胆及三焦经。

目部、颈、胸胁：属肝经，胁肋属胆经。

背部：总属阳经，中属督脉，两旁属膀胱经。

腹部：总属阴经，中属任脉。

臂部：外侧属手三阳经，内侧属手三阴经。

腿胫部：外侧属足三阳经，内侧属足三阴经。

手心：属心包经。

足心：属肾经。

第二节　外科治疗概要

"对于具体的事物作具体的分析""不同质的矛盾，只有用不同质的方法才能解决"。因此，临床上必须根据患者的体质和致病因素等，进行全面分析，依照辨证的原则，确定治疗方法。祖国医学外科，除部分疮疡采取外治法外，比较重的仍以内治法为主，不但初起时以内服药来消散，而且溃后也用内服药来托毒排脓，这是中医外科治疗的特点。

一、内治法

"如果人们不去注意事物发展过程中的阶段性，人们就不能适当地处理事物的矛盾"。一般疮疡发展规律是经过肿疡、溃疡两个不同阶段。但根据邪正消长的情况，又分三个不同时期，即初期（毒邪结聚）、成脓期（热盛化脓）、破溃期（毒出收口）。而治疗方法，也必须根据不同质的矛盾，用不同质的方法消、托、补去解决。

（一）消法

是用消散的药物，使初起的肿疡得到消散免受溃脓及开刀之苦，这是最合理想的方法，也是治疗外科疾病的总纲。方法有解表、清热、疏肝、祛痰、和营、行气、温通等，根据临床症状选择方法。

1. 清热解毒

是利用清热解毒药物，使热毒得以消散。常用药如地丁、蒲公英、菊花、连翘、黄芩、黄连、二花等。

［方剂］五味消毒饮：菊花　公英　二花　天葵　地丁。

应用于急性感染，局部肿痛、焮热，色红等症。

2. 活血祛瘀

用药使经络疏通、血脉流畅，而达到消散的目的，常用药物如归尾、赤芍、红花、桃仁、川芎等。

［方剂］桃红四物汤：桃仁　红花　当归　赤芍　熟地　川芎。

应用于经络阻滞，或肿疡及溃后肿块不消。

3. 疏肝解郁

是用疏肝理气的药物，使气机条达，气血调和而使结块消散。常用药物如柴胡、桔叶、郁金、青皮、川楝子等。

［方剂］开郁散：柴胡　当归　白芍　白术　云苓　甘草　郁金　香附　白芥子　全蝎　天葵子。

应用于肝气不舒所致的疮疡。正如结块坚硬，皮色不变，推之活动。

4. 温通法

是用温热散寒之药物，使寒凝气滞之邪，得以消散。药如麻黄、桂枝、干姜、细辛、鹿角等。

［方剂］阳和汤：麻黄　熟地　白芥子　甘草　炮姜　肉桂　鹿角胶。

应用于寒痰侵入筋骨，阳气失和，疮形平坦漫肿，不红不热等症。

（二）托法

包括透脓和补托两种。是用透脓和补托之药物，使疮疡脓出毒泄，肿痛消退。

透脓药如山甲、皂刺，补托药如党参、黄芪、白术、甘草等。

1. 透脓法

用于肿疡脓成未溃，邪盛正气未衰，使之早日破溃（但亦能消散）。但现用手术代替。

［方剂］透脓散：当归　黄芪　川芎　山甲　皂刺。

2. 补托法

用于溃疡毒盛正虚，不能托毒外出，症如身体虚弱，脓水清稀等。

［方剂］托里消毒散：党参　黄芪　白术　甘草　当归　白芍　川芎　云苓　白芷　二花　桔梗　皂刺。

（三）补法

是用补养的药物，恢复其正气，助养其新生，使伤口早日愈合。

［方剂］八珍汤：党参　白术　茯苓　甘草　当归　熟地　白芍　川芎。

应用于疮疡毒邪已尽，而气血不足者。

以上消、托、补三大法，是治疗疮疡的一般规律，但病情的变化是错综复杂的。或经治而好转，或正不胜邪，毒邪攻脏腑而出现高热烦躁，神昏谵语，舌赤脉数等症，必须用清热、解毒、凉血的方法。如清营汤（犀角用水牛角代替　生地　玄参　竹叶心　二花　连翘　黄连　丹参　麦冬）。因此治疗应根据全身和局部情况，按病情发展和变化，抓住主要矛盾，对证用药。

二、外治法

外治法在外科治疗中，占有重要的位置。在临床使用时同样根据病情的发展，用不同的方法和药物。举例如下。

（一）箍围法

是使扩散的炎症局限化，以早日消散、成脓或破溃。一般应用于疮疡初起、肿疡未溃时期。具体用法分以下三种情况。

（1）阳证：红肿热痛，宜清热消肿、散瘀止痛。如金黄散。

（2）阴证：疮形平坦漫肿，不红不热，宜温经散寒、活血消肿。如阳和解凝膏。

（3）微红微热、肿痛轻微，宜活血消肿。如冲和膏。

（二）提毒祛腐法

能使疮疡内蓄之脓毒得到排除，腐肉早日脱落。使用于肿疡溃破后，腐肉未脱、脓液未尽。主要药物如红升丹。

（三）腐蚀法

使疮疡坏死组织腐蚀脱落，使用于漏管、淋巴腺结核初溃时，如白降丹。

（四）生肌收口法

促使肉芽生长的一种方法。使用于溃疡脓腐已尽，新肉已生，如生肌散、生肌玉红膏。

第三节　皮及皮下感染

常见的皮及皮下组织急性化脓性感染有疖、痈、急性蜂窝织炎、急性乳腺炎、丹毒、淋巴管炎及脓肿等。均属于中医外科疮疡门（痈、疽、疔、疖等）。

病因病理：本病均为细菌性感染所引起，常见细菌为金黄色或白色葡萄球菌、溶血性链球菌等。人体皮肤毛囊和皮脂腺内平时已有细菌存在，但不致病，在全身和局部内外因素影响下而引起发病。

局部因素：暑热夏季，人体感受毒邪，如天热汗泄不畅，暑湿阻于肌肤，局部不洁，遭受刺激、摩擦，而发疖痈；或因跌打损伤以致气血郁滞，阻塞经络，郁久化热，形成热毒，而发疖痈。

全身因素：体质素弱、营养不良，或过食肥甘、新陈代谢障碍（如糖尿病）等容易发生痈疖，故有"膏粱之变足生大疔"的说法。

一、疖

疖，生于皮肤浅表，是单个毛囊和其所属皮脂腺的急性化脓性炎症。常见皮脂腺丰富和经常受到摩擦的部位，如头、面、颈项、背及臀部。一年四季均发病，尤其夏秋为多，发于鼻唇周围（面部三角区）的疖，中医称疖疮，如人中疔、唇疔。

［临床表现］

根据其发生部位及其数量一般分为三种。

（1）单发疖　初起局部呈圆形小结节，硬、红、肿、痛，数日后可化脓而出现白色脓点，一般无全身症状。

（2）多发疖（疖病）　指散在或聚发于一处的多数疖，易反复发作，不易治愈，常见于幼儿或身体衰弱者。营养不良或糖尿病患者，除局部有肿痛外，伴有发热、食欲不振等全身症状，苔薄黄或黄，脉数。

（3）面部疖（疔疮）　指发于面部鼻唇周围和耳的疖，危险大。因为面部有丰富的淋巴管和血管网，且和颅内血管相连，故感染易扩散到颅内，引起颅内感染如海绵窦血栓性静脉炎、脑膜炎等。出现颅内感染，症状为突发性眼睑、头面甚至颈项肿胀，明显压痛、壮热、烦躁、神昏、谵语、气急，舌苔黄糙，脉洪数。

［治疗］

（1）单发疖　一般不需全身治疗，早期注意局部清洁或用碘酊外搽，即可促进消散；若肿痛增大明显或已有脓栓形成时，可外贴安庆膏；若已成脓疖，则应切开引流。

（2）多发疖　在上述局部治疗的同时应配合全身治疗，内服药可选用五味消毒饮等清热解毒之剂，选用穿心莲、五叶藤针剂注射。病情较重（如高热或小儿患者）配合抗菌素治疗。有糖尿病者须及时控制。

（3）面部疖　面部疖容易引起严重并发症，应予以足够的重视和积极地治疗。切忌挤压、针刺。早期可用消肿散毒药物，如冰片黄连膏等；后期可采用提脓、祛腐、生肌药物，如拔毒生肌散，或蟾酥加安庆膏外贴，同时应服用上述清热解毒之剂。中药治疗不能控制症状者，应给予大量抗菌素以控制感染播散，病情严重合并颅内感染或败血症时应住院治疗。

二、痈（有头疽）

痈是由多数毛囊皮脂腺丛的急性化脓性感染，其特点是：初起皮肤上即有粟粒状脓点，灼热，红肿、疼痛，易向深部和周围组织扩散，脓点相继增多，溃后状如蜂窝，脓稠黄，腐败组织易脱，肉芽渐长而收口愈合。

［临床表现］

根据其病情进展，可分为三种。

（1）初期　局部皮肤呈酱红色，炎症浸润区高出皮肤表面，可见脓点形成，患处灼热疼痛，可伴恶寒发热、头痛、作呕，舌苔黄腻，脉数或滑数。

（2）化脓期　此期局部脓点渐渐腐烂，形成多数脓栓，状如蜂窝，全身症状加重，多伴有发热、口渴、便秘、溲赤，舌质红、苔黄或黄糙，脉滑数。

（3）收口期　此期脓栓及腐败组织逐渐脱落，新鲜肉芽组织开始生长而逐渐愈合。

［治疗］

（1）初期　外治：消肿散结，可用五叶藤捣烂外敷，冰片黄连膏或金黄散外敷。

内治：宜清热解毒，活血祛瘀，用消疮饮加黄连解毒汤，便秘用大黄。病情严重如高烧或病灶范围大，中毒症状明显，则加用抗菌素，并注意休息及改善全身营养，必要时住院治疗。

（2）化脓期　外治：拔毒提脓，去腐生肌，用黄连膏加拔毒生肌散，腐败组织可选用少量蟾酥粉撒于创面再敷黄连膏。

内治：清热解毒，托里排脓，用五味消毒饮加透脓散。

（3）收口期　外治：提脓生肌，促使创面愈合，可用生肌玉红膏加拔毒生肌散。若创面新鲜，肉芽组织已形成，可改用琥珀珍珠散，月白珍珠散。

内治：补益气血，用十全大补丸或补中益气汤。

［预防］

注意皮肤清洁，及时治疗疖痛。

糖尿病患者要积极治疗基础病。

三、急性蜂窝组织炎（无名肿毒）

急性蜂窝组织炎是皮下、肌膜下肌肉层间等疏松组织的急性弥漫性化脓性炎症。脓肿向四周迅速扩散，和正常组织没有明显界限，炎症不易局限化，多继发于淋巴或血行感染。

［临床表现］

表浅性急性蜂窝组织炎：初起在感染部位出现红肿，略为突出的浸润区，逐渐明显变大，边缘不清，无波动感，局部疼痛剧烈。

深部急性蜂窝组织炎：局部症状不如表浅蜂窝组织炎明显，但有压痛。全身症状：全身不适、发热寒战、食欲减退，苔黄或黄腻，脉洪数。

急性蜂窝组织炎可以自行消散或形成脓肿，深部急性蜂窝组织炎预后严重者可发生败血症。

［治疗］

外治：消肿散结，可用五叶藤捣烂外敷，或金黄散外敷。

内治：清热、凉血、解毒，可用五味消毒饮或黄连解毒汤，或穿心莲、五叶藤针剂注射。

局部病变范围大，全身症状严重，或深部蜂窝组织炎需住院治疗。严重者除外敷内服中药外，应注意休息和加强营养，必要时可输液和应用抗菌素治疗，若已形成脓肿，应手术切排。

四、急性乳腺炎（乳痈）

急性乳腺炎是哺乳期妇女的常见疾病，尤以初产妇为多见，往往发生在产后第三、四周，大多数属于金黄色葡萄球菌感染，链球菌较少见。细菌多自乳头的皲裂侵入淋巴管或乳腺管而引起急性炎症。此外，哺乳不当，以致乳汁郁积，有利于细菌繁殖，因此乳汁的滞积常是急性炎症发生的另一因素。

［临床表现］

开始时患者有发热寒战，患侧乳房体积增大，有搏动性疼痛，尤其在哺乳时更剧烈，发炎部位红肿、灼热、压痛明显，早期为一硬结，常在短期内成脓而出现波动感。如脓肿部位较深，局部症状可不明显，患侧腋窝部淋巴结可肿大，苔黄，舌质红，脉数。

［治疗］

（1）早期常未成脓时

外治：按摩，每日一次，其方向呈放射状，每次按摩须把壅积之乳汁全部挤出。乳腺表面涂以润滑剂。若疼痛剧烈，在患侧根部注射0.5%普鲁卡因封闭，并加金黄散外敷或理疗。

内治：清热解毒、舒肝散结，用五味消毒饮加柴胡、郁金、丝瓜络、王不留行。全身中毒症状严重时，可加抗菌素。

（2）已成脓时

内治：清热解毒、托里排脓，用五味消毒饮加黄芪、党参、白芷、皂刺，可配用抗菌素注射或口服，并暂停哺乳。必要时用停乳剂，如炒麦芽四两煎服，日服三次，丙酸睾丸酮 25mg 1 次/日。已烯雌酚 2mg 1次/日，均用三天停药。

手术切排：切口应循乳管方向作放射状，至乳晕处停止，若有数个脓肿存在，应将脓腔间隔分开，必要时作数个切口，并用凡士林纱条或宽皮片引流。

［预防］

（1）哺乳期应经常保持乳头清洁，用温肥皂水洗净，乳头内缩更应注意。此外产前应经常用酒精洗擦乳头、乳晕，使乳头、乳晕的皮肤坚强。

（2）定时哺乳，每次哺乳应使哺汁吸尽；不能吸尽时用手按摩挤出，或用吸乳器吸出。

（3）若已有乳头剥破或皲裂存在，必要时停止哺乳，用吸乳器吸出乳汁，待伤口愈合后再行哺乳。

五、丹毒

本病是链球菌所引起的皮内毛细淋巴管的急性炎症，多继发于其他急性化脓性感染，或由皮肤外伤等感染病灶引起，好发于小腿和面部，生于头面部的名抱头火丹或大头瘟。

［临床表现］

全身症状：高烧，寒战，头痛，全身不适，胃纳减退，苔黄腻，脉洪数。

局部症状：边缘清楚稍隆起，中心部色泽较暗，常并发淋巴结炎。头面部丹毒在早期可出现高热、神昏谵语等败血症状，在治疗时应慎重。

［治疗］

外治：清热解毒、消肿散结。可用五叶藤捣烂外敷或金黄散外敷，头面部丹毒可用50%硫酸镁湿热敷。

内治：清热解毒、凉血化瘀。可用消疮饮加三妙散，上肢丹毒加用枳壳、姜黄、桑枝。头面部丹毒用普济消毒饮。凡全身中毒症状严重可考虑住院治疗。

附：急性淋巴管炎，中医称红丝疗，多继发于其他急性化脓性感染。病原菌多为金黄色葡萄球菌和溶血性链球菌，自原发感染病灶的淋巴间隙大量进入淋巴管，引起发病。症状与治疗同丹毒。

六、脓肿

主要指急性非特异性脓肿，是组织或器官的化脓性炎症发展成为局限性的脓液积聚。因脓肿所在部位深浅不同，可分为浅部脓肿和深部脓肿。中医称浅部脓肿为阳痈，深部脓肿属无头疽。

［临床表现］

浅部脓肿：发生部位较浅，患处可见红肿、灼热、疼痛，和正常组织界限清楚。附近淋巴结可有肿大及触痛。脓肿成熟时有波动感，溃后易于愈合。全身症状有发热和全身不适，舌质红、苔黄，脉数。

深部脓肿：表面红肿不明显，肿胀较广泛，有明显压痛。

全身症状：高热、精神不振、食欲减退，苔黄糙，脉洪数。浅部脓肿可向体表穿破而自愈；若向深部发展与深部脓肿相似，可压迫邻近器官或穿入体腔和脏器，引起严重并发症和功能障碍。深部脓肿须与寒性脓肿、动脉瘤和搏动性血肿相鉴别；除临床病史及全身症状有区别外，怀疑时可作穿刺。

［治疗］

脓肿尚未形成可用消散法，如外敷中草药，内服清热解毒、活血祛瘀药物，适应休息，选用抗感染中草药或抗菌素。若脓肿形成应立即手术切排。

第四节　肛门疾病

肛门疾病是劳动人民常见的疾病，故有"十人九痔"之说。

一、痔疮

痔是痔静脉曲张而形成的。

痔的分类：

（1）内痔：由内痔静脉丛曲张形成。在齿线以上，表面是黏膜。

（2）外痔：由外痔静脉丛曲张形成。在齿线以下，表面是皮肤。

（3）混合痔：在齿线附近。外痔和内痔同时存在。

（一）内痔

内痔发生于肛门齿线以上，易于出血，肛镜检查时，在肛内可见紫红色呈结节状隆起物。

［分期要点］

一期：痔核较小，大便时滴鲜血、不痛、痔核不脱出肛外。

二期：痔核较大，便后痔核外脱，能自行还纳，便血较少。

三期：便后痔核脱出，甚至咳嗽、远行、负重等增多引起外脱，不能自行回复。若脱出后未及时送回，可发生肿痛，重的发生绞窄坏死（称嵌顿性内痔），疼痛剧烈。

［辨证治疗］

本病多因饮食不节，过食辛辣厚味，妊娠多产，导致湿热下注，使静脉回流不畅，气血瘀滞，经脉交错而成。但其与全身疾病也有密切关系。

中药治疗仅能减轻症状，防止脱出和减少出血。一般适用于内痔初期，或外痔发炎，或身体虚弱，不能施行手术的。

（1）身体壮实：便后出血或肿痛，为湿热下注，经脉破裂，治以清热凉血、燥湿，用凉血地黄汤。方药：生地　归尾　花粉　黄连　甘草　赤芍　枳壳　黄芩　地榆　槐花　荆芥　升麻。成药：槐角丸。

（2）身体虚弱：便后出血，治以调补气血，方用补中益气汤、归脾汤等，可加地榆、槐花等止血药。

（3）便秘：可用润肠通便药物，如麻仁丸。

［手术疗法］

枯痔钉疗法：适应二、三期内痔，是将药物插入痔核内。使痔核缩小或坏死脱落。

注射枯痔脱油疗法：是将枯脱油注入痔核内使其坏死脱落，适用于二期内痔。

枯痔液注射压扎治疗法：是将枯痔液注入痔核内进行压扎后行"8"字形贯穿缝合结扎，使其坏死脱落。

（二）血栓外痔

［症状要点］

常发生于肛门两侧边缘，突然发生一圆形肿块，伴有剧烈疼痛。如血肿较浅则色青紫，形如葡萄。

［辨证治疗］

本病多因内热、大便干燥，便时用力，致脉络破裂皮下有瘀血阻塞而成，治于清热活血。

方药：当归　赤芍　桃仁　生地　黄芩　黄柏。

外治：朴硝一两，开水冲后坐浴熏洗。如不消失，可切开皮肤，取出血栓，敷凡士林纱布。其他外痔在炎症消失后，一律局麻下切除之。

（三）混合痔

［治疗原则］

以治疗内痔为主，若外痔较大引起临床症状者，在治疗内痔的同时切除外痔。

二、肛裂

［症状要点］

便时或便后肛门疼痛似刀割。粪便表面伴有少量鲜血。肛裂大多数位于肛管后正中线，少数在前方，有的局部有皮垂（外痔）。

［辨证治疗］

本病多因肠胃积热，大便干燥，但主要肛管本身皮肤脆弱，或肛管狭窄，致肛门损伤破裂所致。故治以润肠通便，可用麻仁丸。

外治法：外擦黄连膏。顽固不愈，手术治疗（切除法和侧切法两种）。

三、肛漏

肛漏多由肛门周围脓肿溃后形成的，因其内口与肛管或直肠相通，故经常反复发作，日久不愈。

［分类］

根据位置高低，可分为低位和高位肛漏。根据漏管的简单和复杂情况，可分单纯性肛漏和复杂性肛漏。单纯性肛漏只有一个外口和内口，无分支；复杂性肛漏，外口有多个，且有分支。

［症状要点］

流脓，疼痛，瘙痒。

［治疗］

主要采取手术治疗。

（1）挂线治疗 一般肛漏均可使用。操作简便、安全易行，无出血危险及肛门失禁后遗症，适合于广大农村。操作方法为在消毒和局麻后，先切开漏管表面皮肤，用一端连橡皮筋的探针，由外口探入内口，然后将针由内口抽出，橡皮筋亦随之引出肛外，将橡皮筋收紧结扎即可。

（2）切开疗法 对低位漏管应用较多。漏管切开后，每日用凡士林纱布填敷至愈。对复杂性漏管可先切开后挂线配合使用。手术成败的关键，在于正确找到内口部位，并将内口切开或挂开。

四、脱肛

肛管直肠脱垂，又称"脱肛"。此病见于小儿、老年人及多产妇。

［辨证治疗］

由于中气虚弱、气虚下陷所致。如久痢、年老体弱、妇人分娩过多，均导致气血虚损。小儿因气血未旺，先天发育不全或久病亦可使肛门脱出。在无炎症者，治宜补气升陷，用补中益气汤重用升麻、黄芪；若合并有红肿或感染时宜先内服清热、凉血、润便药物，待炎症好转后改服补益升陷之剂。

［针灸治疗］主穴：长强　承山。

备穴：百会　气海。

［手术治疗］

枯痔液注射疤痕支持固定疗法。在非手术治疗无效时用之。

附录：外治法附方

1. 回阳玉龙膏：炒草乌　炮姜各三两　赤芍　白芷　南星（煨）各一两　肉桂五钱，研成细末。

功用：温经活血，散寒化瘀，治一切阴证。

用法：热酒调敷，亦可掺膏药内贴之。

2. 冲和膏：紫荆皮（炒）五两　独活三两　赤芍二两　白芷一两　石菖蒲一两五钱，研成细末。

功用：疏风、活血、定痛、消肿、祛冷、软坚，治疮疡介于阴阳之间的证候。

用法：陈酒、葱汁调敷。

3. 生肌散：制炉甘石五钱　滴乳石三钱　滑石一两　血珀三钱　朱砂一钱　冰片一分，研极细末。

功用：生肌收口，治痈疽溃后，脓水将尽者。

用法：掺疮口中，外盖膏药或药膏。

4. 生肌玉红膏：当归二两　白芷五钱　白蜡二两　轻粉四钱　甘草一两二钱　紫草二钱　血竭四钱　麻油一斤。先将当归、白芷、紫草、甘草四味，入油内浸三日，大勺内慢火熬微枯，细绢滤清，复入勺内煎滚，入血竭化尽。次日白蜡，微火化开，用茶盅四个，预放水中，将膏分成四处，倾入盅内。候片时，下研细轻粉，每盅投一钱　搅匀。

功用：活血祛腐，解毒镇痛，润肤生肌。治一切疮疡溃烂脓腐不脱，疼痛不止，新肌难生者。

用法：将膏匀涂纱布上，敷贴患处；可掺提脓、祛腐药于膏上同用，效果更佳。

5. 白降丹（《医宗金鉴》）：朱砂　雄黄各二钱　水银一两　硼砂五

钱　火硝　食盐　白矾　皂矾各一两五钱。先将雄黄、皂矾、火硝、明矾、食盐、朱砂研匀。入瓦罐中，微火使其烊化，再加入水银调匀，待其干涸，然后用瓦盆一只，盆下有水，即以盛干涸药料的瓦罐复置盆中，四周以赤石脂和盐卤层层封固，如有漏气，急用赤石脂盐卤加封，再以炭火置于倒覆瓦罐上，约三小时即成。火冷定开看，盆中即有白色晶片的药粉。

功用：腐蚀、平胬。治溃疡脓腐难去，或已成漏管，肿疡成脓不能自溃者。

用法：疮大者5~6厘，小者1~2厘，以清水调涂疮头上；亦可和米糊为条，插入疮口中，外盖膏药。

6. 拔毒生肌散：轻粉（先研细）一两　红升一两　樟脑八钱　梅片一钱半　月石一两二钱　水粉八钱（煅）　甘石八钱　雄黄四钱　乌贼骨八钱，共研细末。

功用：祛腐生肌，止痛收口。

用法：掺在疮口，外盖膏药和药膏。

7. 琥珀珍珠散：琥珀一两　珍珠一钱（用纱绢裹好包入豆腐内煮二小时，取出去豆腐）　象皮（煅）八钱　血竭四钱　麝香四分　梅片一钱　红升丹八钱　熟石膏一两　甘石（煅）八钱　乌贼骨一两　制乳没各四钱，共研细末。

功用：疮疡溃破，脓液已去，新肌难出，并能促使表皮生长。

用法：掺入疮口，外盖药膏。

8. 月白珍珠散：珍珠粉一钱　轻粉一两　冰片五钱　龙骨（煅）一两　甘石（煅）二两　青黛二钱，研细末。

功用：疮疡溃破，脓液已去，新肌难出。

用法：掺于疮口，外盖药膏。

9. 安庆膏：轻粉五钱　梅片一钱五分　月石八钱　红粉五钱　朝老六钱　红升五钱，共研细末。另用香油二斤，将桑枝二两，槐枝一两，柳枝一两，桃枝一两，浸一夜，煎枯去渣，加入黄蜡、猪脂、京丹适量，熬匀成膏。

功用：消肿散结，治疮疖疔毒。

用法：外贴。

10. 黄连膏：姜黄三钱　黄连五钱　黄柏三钱　归尾五钱　生地一两。用香油泡过，煎枯去渣，加黄蜡适量，溶化成膏。

功用：清热解毒，消痈肿（疮疡初起或溃破之疮面均宜用）。

用法：将膏涂匀纱布上，敷贴患处。

11. 红升丹（《医宗金鉴》）：雄黄五钱　朱砂五钱　皂矾六钱　水银一两　白矾一两　火硝四两

功用：提脓去腐，治疮疡已溃，腐肉难脱。

制法：制法从略，参阅《医宗金鉴》。

用法：掺疮口中，或制成药线插入漏管内。其成分为氧化汞，须注意防止汞中毒。

12. 金黄散：大黄　黄柏　姜黄　白芷各一斤　天南星　陈皮　苍术　厚朴　甘草各六两　天花粉二斤。

功用：清热解毒、消肿止痛。

用法：使用于阳证初起或溃后红肿未退。